Albrecht Frenz
Christlicher Yoga

Albrecht Frenz

Christlicher Yoga

Christliche Begründung einer indischen Meditationsweise

J. F. Steinkopf Verlag Stuttgart

CIP-Kurztitelaufnahme der Deutschen Bibliothek
Frenz, Albrecht
Christlicher Yoga : christl. Begründung e. ind.
Meditationsweise / Albrecht Frenz. – Stuttgart :
Steinkopf, 1985.
ISBN 3-7984-0619-7

1 2 3 92 88 85

Umschlaggestaltung unter Verwendung eines Fotos von
Ernst Kirschner, Stuttgart
Gesamtherstellung: Druckerei Johannes Illig, Göppingen

INHALT

Vorwort

Bei einem Gespräch mit alleinerziehenden Müttern und Vätern fiel zwischen meiner Nachbarin und mir das Wort Yoga. Sie erzählte mir von ihren guten Erfahrungen mit den Übungen bei sich und ihrem jung verstorbenen Mann. Ihre Frage war: Wie verhalten sich Yoga und Christentum zueinander? Mein Zugang kam von der anderen Seite: Wie kann die christliche Botschaft ganzheitlich, mit Körper, Seele und Geist, erfahren werden? Kurze Zeit darauf konnten wir einen ökumenischen Kreis für Yoga und Meditation gründen, der sich über Jahre hin jeden Freitagabend traf. Jeder brachte seine Matte mit, breitete sie aus und ließ sich in einem von fünf brennenden Kerzen vorgegebenen Kreis nieder. Nach einer stillen Zeit zur Entspannung übten wir verschiedene Yoga-Haltungen, die mit einer längeren Stille abschlossen. Aus der Stille heraus entfaltete sich die Meditation, die auch mit Dias, Musik oder Gegenständen gestaltet wurde. Mir prägten sich die Wort-Meditationen am tiefsten ein. Allein schon der Übergang aus der Stille in die Formulierung und das Aussprechen von Worten kann ein einmaliges Erlebnis sein. Am liebsten meditierte ich über Worte aus dem Johannesevangelium. Oft ergänzten die Teilnehmer die Aussagen in einem ruhigen und anregenden Gespräch.

Die ganzheitliche, Körper, Seele und Geist betreffende Wirklichkeit des Evangeliums läßt sich nur erfassen, wenn sie mit allen uns gegebenen Schöpfungsgaben aufgenommen, geübt und weitergegeben wird – das kopflastige Predigt-Üben und -Hören ist nur ein Teil dessen, womit sich das Evangelium im Menschen ausdrücken kann und will.

Gott handelt in der Stille und packt den Menschen in allen seinen Freuden und Ängsten, in seinem Verstand und Körper, in seiner Seele und in seinem Gemüt – dafür ist das Schilfmeerereignis ebenso Zeugnis wie das Geschehen zwischen Kreuzigung und Auferstehung Jesu von den Toten am dritten Tag. Aus beiden Ereignissen der Stille erwuchsen Bekenntnisse, die das Alte wie das Neue Testament bestimmen.

Viele Impulse und eine immer wieder neue Motivation, die indische Meditationsweise des Yoga ins Christentum einzuführen, bekam ich von Bischof Sundaresan aus Visakhapatnam (Südindien), der dreimal hier in Europa war. In kindlichem Glauben an Jesus Christus strahlte er für den christlichen Yoga eine Überzeugung aus, die jede emotional geführte Kritik schon im Vorfeld in Schranken wies. Bei seinem zweiten Besuch konnten Ansichten des Bischofs über den Christlichen Yoga von Christoph Veigel ins Deutsche übersetzt und in einem kleinen, maschinengeschriebenen Heftchen veröffentlicht werden. Nach seinem letzten Besuch im Frühjahr 1984 bildete sich ein ›Arbeitskreis Christliche Meditation und Yoga‹. Dieser Arbeitskreis hat sich zum Ziel gesetzt, den Yoga so ins christliche und kirchliche Leben zu integrieren, daß er nicht nur in der Theorie, sondern auch im christlichen Alltag jeglicher Kritik standhalten und geübt werden kann. Den Teilnehmern dieses Arbeitskreises verdanke ich wesentliche Einsichten und Anregungen.

Das hier vorgelegte Büchlein ist weniger ein fertiges Konzept als vielmehr eine Studie, die als Anregung dienen will, den christlichen Yoga zu üben und zu entwickeln. Besonders im evangelischen Bereich scheint der Yoga nur deshalb nicht so Fuß fassen zu können wie im katholischen, weil die Tradition zur Alten Kirche in Ost und West und zur mittelalterlichen Entwicklung weitgehend abgerissen ist. Sicher gilt nur das Wort allein. Aber kein Christ kann an den Erfahrungen vorbeigehen, die Frühere und andere gemacht haben, es sei denn, er begnügt sich mit sich selbst.

Mein Dank gilt Frau Inge Kühn, die jahrelang die Übungen für den ›Freitagskreis‹ vorbereitete und leitete, ebenso allen damaligen Teilnehmerinnen und Teilnehmern. Meiner

Frau, Gertraud Frenz, danke ich für die Korrektur und das Tippen des Manuskripts, ebenso Frau Erika Rabus, die den vorliegenden Text korrigierend durchging. Dem J. F. Steinkopf Verlag danke ich für seine Ermutigung, das Büchlein zu schreiben.

Stuttgart, Pfingsten 1985 Albrecht Frenz

CHRISTLICHE BEGRÜNDUNG EINER INDISCHEN MEDITATIONSWEISE

Am Yoga scheiden sich oftmals die Geister. Die einen sind begeistert, die andern lehnen ab. Nicht selten ist festzustellen, daß das Gespräch um Yoga weniger objektiv als vielmehr emotional geführt wird. Dies hängt damit zusammen, daß nur wenige den sprachgeschichtlichen Hintergrund des Begriffs Yoga kennen und deshalb vordergründig nur vom philosophisch-religiösen Aspekt her argumentieren. Wer so vorgeht, gleicht dem, der sich lang und breit über die Schönheit einer einzelnen Blüte ausläßt, ohne die Vielfalt aller Blüten am Baum, geschweige denn dessen Stamm und Wurzeln ins Gesichtsfeld zu bekommen.

Wie subjektiv und vorurteilsbeladen die Meinungen über Yoga sein können, verdeutlicht folgender Vergleich. Jeder benützt mit großer Selbstverständlichkeit die sog. arabischen Zahlen. Diese kamen im Jahr 773 durch den indischen Weisen Kankah von Indien nach Bagdad, dem damaligen Zentrum der islamischen Welt. Innerhalb weniger Monate drangen die indischen Zahlen mit dem Zehnersystem bis an die äußersten Enden der islamischen Reiche und weit darüber hinaus. Gehen wir dem Ursprung der Zahlen nach, so stoßen wir auf religiös-mythische Zusammenhänge. Das Zehnersystem verdankt seine Existenz und Möglichkeiten wesentlich der Frage: wie groß bzw. wie klein ist die Seele? Auch die Geometrie war eng mit der altindischen Seelenlehre verknüpft. So wurden die Grundrisse von Altären dem fliegenden Vogel nachgebildet, um dem Opfer bzw. der Seele des Verstorbenen eine rasche und problemlose ›Fahrt‹ zu den himmlischen Sphären zu gewährleisten. Wer also heute die arabisch genannten indischen Zahlen beim Rechnen und Zeichnen verwendet, geht mit Zusammenhängen um, deren Ursprung mit dem Mythischen, ja Magischen zu tun hat. Wenn nun aber die Übernahme eines solchen Kultur- und Religionsgutes keinerlei Schwierigkeiten bereitet, um wieviel weniger problemlos sollte dann die Hereinnahme des Yoga in unsere christliche Kultur sein.

Denn der Begriff Yoga entspringt, wie unten gezeigt wird, nicht der Kult-, sondern der Umgangssprache mit Zugtieren. Bei der Erklärung des Wortes Yoga müssen wir weit hinter die Zeit der philosophischen und religiösen Systeme zurückgreifen. Die Wurzel, aus der sich ein mächtiger Baum mit blütenreichen Ästen entwickelte, reicht weit hinein in die Anfänge der Landkultivierung und der Nutzung von Rind, Kamel, Pferd und Esel als Zugtiere.

Die Verbindungslinien des Yoga lassen sich in allen Religionen und Kulturen nachweisen. Es gibt Aussagen, nach denen mit Yoga jede Lebensäußerung, jeder Gedanke, jedes Fühlen und Handeln bezeichnet werden kann. Insbesondere aber hat sich der Yoga mit dem breiten Strom der Mystik verbunden. Dort hat er eine Sprache hervorgebracht, die in allen Religionen verstanden und nachvollzogen werden kann. Im Christentum haben sich in der abendländischen und orientalischen Kirche Frömmigkeitsweisen herausgebildet, die auch im Yoga vorhanden sind.

Der Yoga bietet sich gleich einer Schale an, in der Körper, Seele und Geist in gleicher Weise angesprochen werden. Dabei ist jedem klar, daß er seinen Durst oder seinen Hunger nicht mit der Schale, sondern mit dem Inhalt stillt. Wird die Schale des Yoga mit buddhistischer Lehre gefüllt, so haben wir einen buddhistischen Yoga vor uns, füllen wir ihn mit der islamischen Lehre, so haben wir es mit einem islamischen Yoga zu tun. Ebenso kann die Schale des Yoga mit dem Evangelium gefüllt werden – und es wird ein christlicher Yoga daraus. Schon die alten Germanen kannten das Gebet. Kein Christ, der betet, sagt, daß das Gebet mit den alten germanischen Göttern verbinde. Denn mittlerweile ist das Gebet mit dem Evangelium Jesu Christi inhaltlich gefüllt. Obwohl die Hülle des Gebets aus vor- und nichtchristlicher Zeit bekannt ist, weiß jeder Christ, daß sein Gebet ein Sprechen des Herzens mit dem Gott der Bibel ist.

Der Yoga wurde duch Kaufleute, Missionare, Kolonialbeamte u. a. bei uns bekannt. Der missionarische Aufbruch von Europa nach Indien bereitete gleichzeitig einen Kanal, durch den neues geistiges Gedankengut in die jeweiligen Heimatländer der Ausgesandten zurückfloß. Dazu gehört auch der Yoga. Seine Bedeutung hat in den letzten Jahren so zugenommen, daß er aus dem Leben vieler nicht mehr wegzudenken ist. Eine Definition dessen, was christlicher Yoga ist, ist mehr als überfällig.

Die klassische Definition des Yoga findet sich im ›Leitfaden des Yoga‹ (Yogasutra) von Patanjali (gesprochen Patandschali): »Der Yoga ist das Zur-Ruhebringen (oder die ›Bewältigung‹) der Bewegungen der ›inneren Welt‹.«[1] Das älteste Zeugnis eines Yoga-Übenden findet sich auf einem Siegel aus der Industalkultur (3. bis Anfang 2. Jahrtausend v. Chr.), auf dem eine Person im Lotus-Sitz, umgeben von wilden Tieren, dargestellt ist. Dies deutet an, daß der Yoga uralt ist und daß bei allen bisher gemachten Aussagen schon ein erheblicher Bedeutungswandel vorliegen muß, wir es also bereits mit einer Übertragung einer ursprünglich gegenständlichen Bezeichnung auf einen philosophisch-religiösen Zusammenhang zu tun haben.

Das Wort Yoga ist ein altes indoeuropäisches Wort und hat seine Entsprechung im deutschen Wort Joch. Dieses leitet sich von der Verbwurzel yuj (gesprochen yudsch) ab und bedeutet ›anjochen, anschirren‹. Es hat seinen Ursprung also in der Verwendung von Zugtieren, die angejocht werden, um den Wagen, den Pflug u. a. zu ziehen. Wenn wir vom christlichen Yoga reden, müssen wir uns immer dieses Bild der Zugtiere unter dem ›Joch‹ vorstellen. Nur so wird es uns gelingen, den Yoga wertungsfrei zu sehen und ihn in den christlichen Kontext zu integrieren. Der Zusammenhang dazu bietet sich durch das Wort Jesu direkt an: »Kommt her zu mir alle, die ihr mühselig und beladen seid; ich will euch erquicken. Nehmt auf euch mein Joch und lernt von mir; denn ich bin sanftmütig und von Herzen demütig; so werdet ihr Ruhe finden für eure Seelen. Denn mein Joch ist sanft, und meine Last ist leicht.« (Matth. 11, 28–30). Gemeint ist das Anschirren des ganzen, in der Anfechtung stehenden Menschen mit seinem Reden, Fühlen und Denken an Jesus Christus und sein Evangelium. Der Yoga Jesu – das Joch Jesu – ist somit durch ein Doppeltes gekennzeichnet: durch die Anfechtung und die neue Lebensmöglichkeit, die im Heil des Glaubens an Jesus Christus liegt. Paulus drückt dies in dem Satz aus: »Ist jemand in Christus, so ist er eine neue Kreatur; das Alte ist vergangen, siehe, Neues ist geworden. Aber das alles von Gott, der uns mit sich selber versöhnt hat durch Christus und uns das Amt gegeben, das die Versöhnung predigt.« (2. Kor. 5,17 f.).

Der Prophet Jesaja benützt für das Anschirren bzw. das Sich-Anschirren-Lassen an das Wort Gottes ein anderes Bild: »Denn gleichwie der Regen und Schnee vom Himmel fällt und nicht wieder dahin zurückkehrt, sondern feuchtet die Erde und macht sie fruchtbar und läßt wachsen, daß sie gibt Samen, zu säen, und Brot, zu essen, so soll das Wort, das aus meinem Munde geht, auch sein: Es wird nicht wieder leer zu mir zurückkommen, sondern wird tun, was mir gefällt, und ihm wird gelingen, wozu ich es sende.« (Jes. 55, 10f.). Sein Wort kommt nicht leer zu Gott zurück, weil sich Menschen von ihm anschirren lassen, die leichte Last des Joches Gottes übernehmen. Die Annahme des Evangeliums von Jesus Christus verbindet den vergänglichen Menschen mit der Fülle des immerwährenden Lebens.

Da der Begriff Yoga in der christlich-abendländischen Literatur erst seit dem missionarischen Dialog zwischen Europa und Indien bekannt ist, müssen wir auf einige Begriffe eingehen, mit denen die Kirchenväter, Theologen u. a. in etwa das ausdrückten, was mit Yoga gemeint ist: Meditation und Kontemplation. Diese beiden Begriffe sind nicht immer scharf voneinander zu trennen, sondern gehen vielfach ineinander über. Gertrude und Thomas Sartory erklären die Meditation vom lateinischen Wort meditari her: »Im lateinischen Wort ›meditari‹ ist neben der Bedeutung ›nachdenken‹, ›betrachten‹ das Element ›üben‹, ›sich einüben‹, entscheidend. So wird etwa das innere Ohr immer besser auf Gottes Wort abgestimmt, durch Übung immer hörfähiger dafür, indem der ›Meditierende‹ ununterbrochen Texte der heiligen Schrift (bestimmte Psalmverse etwa) halblaut wiederholt, sie gleichsam kauend, ja wiederkauend. Auf diese Weise meditierte schon der alttestamentliche Beter die heiligen Worte.«[2]

In seiner ersten Collation umschreibt Johannes Cassian (etwa 360–430) auf knappe Weise Weg, Ziel und Inhalt der Meditation. Dabei vergleicht er den Meditierenden mit einem Bogenschützen, der das Ziel anvisiert, um den Preis zu erlangen:

»Wofür man unermüdlich und gern sich anstrengt,
– so daß der Hunger des Fastens nicht entkräftet,
die Müdigkeit der Nachtwachen Freude macht,
die ständige Meditation der Heiligen Schrift Hunger nach mehr weckt,
die unaufhörliche Mühe,
die Blöße und der Mangel an allem,
ja selbst die schaurige und ödeste Einsamkeit der Wüste nicht abschreckt –,
das ist das Reich der Himmel, das Reich Gottes.
Das Reich Gottes ist der Endzweck von allem, Endzweck (telos, finis) auch des geistlichen Lebens.
Das Reich Gottes ist das ›Fernziel‹.
Welches ist dann aber sozusagen das ›Nahziel‹?
Nahziel (destinatio, skopos) ist das, was man beständig im Visier behalten muß.
Nahziel ist die Reinheit des Herzens (die Liebe). Auf dieses Nahziel müssen wir den Blick fixieren, dann laufen wir nämlich wie auf einer ganz geraden Linie, auf einer Zielgeraden.
Auf dieses Nahziel muß die ganze Spannkraft der Seele gerichtet sein.
Sollte unser Denken doch einmal, wenn auch nur ein wenig,

von dieser Zielgeraden abirren, dann kehren wir sofort zur Kontemplation unseres Nahziels zurück und korrigieren unseren Lauf nach seiner Norm.«[3]

Martin Nicol hat in seinem Buch ›Meditation bei Luther‹ das Wesen der mittelalterlichen Meditation so bestimmt: »Mittelalterliche Meditation ist eine methodische, Intellekt und Affekt des Menschen erfassende und im Gesamtzusammenhang einer geistlichen Lebensführung stehende Übung, welche auf erfahrungsmäßige Begegnung mit Gott zielt.«[4] Daran anschließend nennt Nicol acht Punkte, die zum Grundbestand des Meditierens gehören:

1. Im Wort Meditation kommt das Element der Dauer zum Ausdruck, sie ist eine wiederholte gründliche Übung.
2. Bei dieser Übung hat das Gedächtnis einen entscheidenden Anteil. Wörter, Sätze oder Textstücke werden aus dem Gedächtnis hervorgeholt und immer wieder neu überdacht. Dabei wird das Bild vom wiederkauenden Tier gebraucht.
3. Daran ist auch die Stimme beteiligt. Durch das stimmhafte vor sich Hinsagen werden tiefere Schichten des Bewußtseins angesprochen.
4. Zum Meditieren gehört Ruhe. Ort und Zeit der Übungen müssen gewährleisten, daß der Mensch zur Ruhe kommt. Auch das erstrebte Ziel des Meditierens ist mit Ruhe verbunden: eine von Gott gegebene, den ganzen Menschen erfassende Ruhe.
5. Je nach Meditationsform kann einmal mehr der Verstand, ein andermal mehr das Gemüt angesprochen werden.
6. Die Wiederholungen der Übungen führen zu Stufen, die den Fortschritt im Meditieren bezeichnen.
7. Die Meditation hat einen Gegenstand, auf den sich Verstand und Gemüt richten.
8. Jede Ausprägung der Meditationsform hat ein Ziel: »Dieses Ziel kann im Bereich christlicher Meditation umschrieben werden als Erfahrung Gottes, wobei Charakter und Intensität dieser Gotteserfahrung durchaus variieren können.«[5]

Bei der Erklärung des Begriffs Kontemplation (contempla-

tio) gehen Gertrude und Thomas Sartory von der Grundvorstellung ›templum‹ als dem ›geweihten Bezirk‹, dem ›heiligen Raum‹ aus und nennen auch das ›Schaugebiet‹, das mit verborgenen Geheimnissen etwa bei der Vogelschau des Altertums zu tun hat, ebenso mit der Offenbarung und Erleuchtung der Götter. Als ›Anhöhe‹ bezeichnet ›templum‹ den Ort, von dem aus das ›Weltall‹ in den Blick kommt. Kontemplation ist also eine Zusammenschau: »Über-Blick über das Ganze, dem das Viele und Vielerlei zu Einem wird: eben ›zusammengeschaut‹. So hat der Heilige Benedikt, zu den Höhen der Kontemplation emporgerissen, die ganze Welt wie unter einem einzigen Sonnenstrahl zusammengefaßt erblickt. Von Gott her geschaut! Oder auch: in Gott geschaut!«[6]
Die Kontemplation vollendet sich im vollkommenen Stillewerden der Seele, in der Beschauung »wenn sie nur noch ›Auge‹ ist und ›Ohr‹: Das Denken hört auf, wenn man die Wahrheit ›schaut‹; der Wille entspannt sich, weil es nichts mehr zu wünschen und zu wollen gibt, wenn man am Ziel aller Sehnsucht angelangt ist. Kontemplation, Beschauung, wird dann zu einem Stück Himmel auf Erden, Vorkosten des Lebens nach dem Tod, Teilhabe am Leben der Himmlischen, der Engel und Heiligen, noch während des irdischen Lebens. ›Selig, die reinen Herzens sind, denn sie werden Gott schauen‹!«[7]
Anders, aber doch mit derselben Intention, ist für Luther Meditation ein Vorgang, der von innen her erfolgt. »Es ist sein Anliegen, die Meditation als eine Tätigkeit zu schildern, die vom Innersten des Menschen ausgeht.«[8] Dieser Gesichtspunkt deckt sich mit der sprachlichen Erklärung von meditari, in dem auch das Wort medium, d. h. Mitte, steckt. Die Schau der Dinge von innen hat theologische Konsequenzen. »Gerade die Tatsache, daß der Mensch sich von innen heraus seinem Gegenstand zuwendet, macht es möglich, daß die Meditation diesen Gegenstand nicht äußerlich, sondern in seinem Kern erfaßt. Theologisch gesprochen heißt dies, daß nur der vom Geist Gottes bewegte Ausleger denselben Geist erkennen kann, wie er sich in dem

Buchstaben der Heiligen Schrift verbirgt.«[9] Dieses ›von innen‹, ›im Herzen‹ gewinnt bei Luther in seinen Passionsmeditationen seine volle Bedeutung und zeigt gleichzeitig Luthers Verbindung zur Mystik.

Meditation bei Martin Luther

Die mittelalterliche Meditation wurde von Martin Luther neu gedeutet und bestimmt. Dabei spielte die Auslegung zu Psalm 1,2 eine entscheidende Rolle: »Wohl dem, der Lust hat am Gesetz des Herrn und sinnt über seinem Gesetz Tag und Nacht.« Meditari bedeutet in der Bibel ein ›worthaftes Nachsinnen‹. Es wird hier sowohl die Bedeutung der Sprache als Bindeglied zwischen Gott und Mensch angesprochen als auch die hebräische Vorstellung, in der das Meditieren etwas mit gesprochener, klingender Sprache zu tun hat.[10]

Luther bezieht sich in seiner Auslegung auf Augustinus und auf eine Stelle bei Vergil: »Mit ›Sichbefasssen‹ ist, so sagen die Ausleger, dasselbe gemeint wie mit ›ausführlich (etwas) besprechen‹, es gründlich erörtern und überhaupt sich in Worten ständig damit beschäftigen. So heißt es Ps. 37,30: »Der Mund des Gerechten befaßt sich mit der Weisheit.« Daher hat auch Augustin in seiner Übersetzung dafür das Wort ›garrire‹ (= zwitschern, plaudern), was gewiß ein ganz trefflicher Vergleich ist. Denn wie das Gezwitscher der Vögel stetes Geschäft ist, so soll das stete Geschäft des Menschen, dessen eigentümliche Betätigung ja die Rede ist, das Reden im (Umgang mit dem) Gesetz des Herrn sein. Auf diese Weise versteht aber auch der Dichter das Wort ›meditari‹, (wenn er sagt): ›Spielend auf zarter Schalmei redest du mit der ländlichen Muse‹. Es ist mir leider nicht möglich, die Kraft und Feinheit dieses Wortes in genügender Entsprechung zum Ausdruck zu bringen.«[11]

Zur Umschreibung von Meditation in biblischem Sinn wird auch Mose erwähnt, wie er an den Felsen schlägt und damit

dem Volk zu Wasser verhilft.[12] Die Deutung des Felsens auf Christus ist sehr alt und erscheint schon im 2. Jahrhundert auf Darstellungen, z. B. in den Katakomben der Priscilla in Rom. Luther setzt den Felsen mit der Heiligen Schrift gleich, die die Stimme des Heiligen Geistes, die Stimme Christi ist. Meditieren wird »als ein betendes Sichmühen um das rechte Verständnis des Textes beschrieben. Christliche Meditation ist kein rein intellektueller Akt, sondern sie geschieht immer in der betenden Hinwendung zu Gott. Bei solchem Umgang mit dem Text werden aus dem Felsen die Wasser der Einsicht und des Verstehens hervorbrechen«.[13]
Von der Meditation wird der Mensch mit Leib und Seele erfaßt, mit denen er sich Gott zuwendet. Diese aus innerstem Antrieb stammende Zuwendung zu Gott und seinem Wort kann der Mensch nicht aus sich selbst vollziehen, sondern kann nur durch die Liebe Christi bewirkt werden. Der Zuwendung zu Gott folgt die Meditation von selbst. Geht der Meditation die durch die Liebe Christi bewirkte Hinwendung des Menschen zu Gott voraus, so kann die Meditation nur Christus als Anfang, Mitte und Ziel haben. Deshalb ist für Luther das Gebet um die Gnade Gottes Voraussetzung für ein fruchtbares Meditieren der Passion. Denn der Mensch kann selbst nichts zum Gelingen der Meditation beitragen – Gott selbst muß Christi Leiden in unser Herz einsenken. Jakob Böhme (1575–1624) bittet Gott, daß er ihm sein kleines Fünklein an Leben entzünde und der Seele Atem aufrichte. Er selbst ›ersenkt‹ sich in den Tod seines Erlösers Jesus Christus und erwartet alles von ihm allein.
Die Passionsmeditation ist in zweifacher Weise zu betrachten: »Einerseits soll der Mensch daraus sich selbst, d. h. seine Sündhaftigkeit, erkennen und darüber erschrecken; andererseits soll er sehen, wie Gottes Liebe in Christi Passion die Vergebung der Sünden und damit unsere Rechtfertigung gewirkt hat.«[14] Damit stellt Luther die Passionsmeditation in dieselbe Reihe wie die Bußmeditation, die sich von der des Mittelalters unterscheidet. »Als Ursprung der Buße tritt die Liebe zu Gott in den Vordergrund im Gegensatz zu

dem mittelalterlichen Ausgangspunkt der Furcht vor Strafe.«[15] Diese Meditation hat ihren Ursprung in der Barmherzigkeit Gottes. Damit stehen nicht mehr Sünde, Tod, Gericht und Hölle im Vordergrund, sondern die Liebestat Gottes, die mit der Kreuzigung und Auferstehung Christi zu ihrem Höhepunkt kam. Somit folgt alles christliche Leben aus dieser einmaligen Vorgabe Gottes. Nachfolge Christi, in der sich Meditation und Kontemplation, Yoga und Gebet vollziehen, umfaßt also beides: die vollzogene Erlösung in Christus, gegeben mit dem Glauben an ihn, und das Leben mitten in der Welt, das durch Tod und Vergänglichkeit gekennzeichnet ist. Meditation, Kontemplation und daher auch Yoga geschehen immer als Nachfolge in der Anfechtung.

Das Ostergeschehen und die Orthodoxe Kirche

Von der Passion ausgehend vollzieht sich im Ostergeschehen die tiefgreifende innere Wandlung des Menschen. Glaube an Christus ist immer Glaube an den auferweckten Gekreuzigten. Hier nimmt das Glaubensbekenntnis seinen Ausgang. Im Handeln Gottes, zu dem der Mensch nur stille sein kann, ereignet sich die grundlegende Veränderung der Welt und der Menschen. Wie schon beim Schilfmeerwunder, so steht am Anfang des christlichen Glaubens das Handeln Gottes. Im Stillesein des Menschen handelt Gott. Daraus gewinnt der Mensch seine höchste Motivation und Handlungsfähigkeit.

Deutlich wird dies zum Beispiel bei Ikonen, die Christus als den Pantokrator darstellen. Bei der Betrachtung und Meditation der Ikone ›Christus der Lebensspender‹, gemalt von Metropolit Jovan Zograf (14./15. Jh.), springt die dort ausgedrückte Ruhe über und erfüllt gleichzeitig mit dem aktiven Christusgeschehen: »Darum hat ihn auch Gott erhöht und hat ihm den Namen gegeben, der über alle Namen ist, daß in dem Namen Jesu sich beugen sollen aller derer Knie,

die im Himmel und auf Erden und unter der Erde sind, und alle Zungen bekennen sollen, daß Jesus Christus der Herr ist, zur Ehre Gottes, des Vaters.« (Phil. 2,9–11). Neben dem ruhigen, eindringlichen, überzeugenden Gesicht Christi auf der Ikone fesseln den Betrachter die Hände: die rechte Hand steht vor der Brust, den Segen zu vermitteln – Zeige- und Mittelfinger in leichtem Bogen erhoben, Ring- und kleiner Finger auf die Daumenspitze gelegt als Symbol der heiligen Dreifaltigkeit; die linke Hand umgreift das Evangelienbuch als Buch des Lebens. Bei längerer Meditation dieser Ikone erfaßt das Christusgeschehen den ganzen Menschen und läßt ihn einerseits die Weite der Welt überschauen, andererseits auch den innersten Kern des Menschen. Von da aus vollzieht sich eine Öffnung dem Nachbarn, dem Kollegen, der Frau, dem Mann, den Kindern, den Schülern, dem Lehrer gegenüber: der andere wird plötzlich von innen neu in seinen Gaben, Fähigkeiten und in seinen Meinungen gesehen, gleichzeitig wird die Mauer der Vorurteile dem andern gegenüber immer niedriger. ›Christus der Lebensspender‹ ist Grund, Inhalt und Ziel des ganzen Menschen, ja, von allem, was es gibt.[16]
Die westliche Theologie jedoch drückte sich im römischen Bereich zunehmend in Formulierungen aus, die der Rechtssprache entnommen sind. Dies wird an der Betonung von Begriffen wie Gerechtigkeit, Rechtfertigung, Buße, Sündenerkenntnis deutlich. In der orthodoxen Theologie tritt Christus als der Retter und Heiland in den Vordergrund. Seine Liebe ist es, die das Rettungswerk im Menschen beginnt, wachsen läßt und vollendet. Die Erlangung der Erlösung durch Bußwerke oder die Rechtfertigungslehre Luthers sind der orthodoxen Lehre fremd. Ihr Anliegen ist kein juridisches, sondern ein therapeutisches. Das Heil entspringt der unermeßlichen göttlichen Liebe, die beginnt, das entstellte Ebenbild Gottes im Menschen wieder herzustellen. Demzufolge ist das Evangelium keine abstrakte Lehre, sondern Ereignis, das durch die Menschwerdung Gottes eingeleitet wurde. »Der Eintritt Gottes in die Menschheitsgeschichte bedeutet nicht Vermittlung von

neuen spekulativen Erkenntnissen über Gott, sondern einen Einbruch, der die Sohn-Vater-Beziehung zwischen Mensch und Gott herstellt: ›Denen, die ihn aufnahmen, gab er Macht, Kinder Gottes zu werden‹ (Joh. 1,12). Das Verhältnis des Menschen zu dieser Ereignis-Botschaft ist kein intellektuelles, sondern ein existentielles«.[17]
Für den orthodoxen Christen folgt daraus, daß der Glaube nicht in erster Linie in der Annahme von Dogmen besteht, sondern vor allem in der kirchlichen Gemeinschaft, in der der Glaube gelebt wird. Dies kommt am eindrücklichsten in der eucharistischen Liturgie zum Ausdruck. Das Kreuz ist Zeichen der Hoffnung und Erneuerung, die in der Auferstehung Christi zum alles überwindenden Höhepunkt und zum unaufhaltsamen Anfang der Gemeinde Jesu Christi wird. Die Auferstehung Christi bedeutet die Verwirklichung des Zieles: die Erlangung der ewigen Gottesgemeinschaft, Gottes Ebenbild zu sein. Die Antwort des Menschen besteht in seiner Rückkehr zu Gott. Dadurch, daß Gott in Christus Mensch wurde, wurde das durch den Sündenfall befleckte Ebenbild Gottes, der Mensch, in seiner ursprünglichen Reinheit wiederhergestellt und die Teilhabe des Menschen am göttlichen Leben ermöglicht. Mit der Taufe wird der Prozeß eingeleitet, in dem der an Christus Glaubende immer mehr in das Bild hineinwächst, zu dem ihn Gott erschaffen hat.
Schon beim Kirchenvater Athanasios (295–373) tritt der Gedanke der Sündenerkenntnis und der Sündenvergebung zurück. Demgegenüber ist die Errettung vom Tode und die lebenstiftende Gemeinschaft mit Gott für ihn zentral, und das Wunder des Christusgeschehens wird mit echter, religiöser Leidenschaft ergriffen.[18] Eine wichtige Rolle kommt dem Logos, ›dem Wort‹, wie er im Johannesevangelium beschrieben wird, zu. Die ›Vergöttlichung‹ geschieht in der Weise, daß der Logos-Christus im Herzen entfaltet wird. Ein Schüler des Origines (etwa 185–254) formulierte: »Dem Herrn vertrauend, daß er mächtig ist, in mir den Logos zu gebären, gehe ich an die Arbeit und wage zu sagen: ›Es hat hervorgesprudelt mein Herz ein gutes Wort‹.

Wenngleich der Prophet dies vom Vater und vom Sohn geredet hat, so erzeugt doch auch in den Würdigen und Reinen der Heilige Geist ein gutes Wort und göttliche Gedanken. Daher, o Seele . . ., werde gestaltet durch Christus, der in dir ist, auf daß du auch wagen kannst zu sagen: ›Es hat mein Herz hervorgesprudelt ein gutes Wort‹.«[19]
Wie bedeutsam das Wort in der orthodoxen Frömmigkeit ist, zeigen schon älteste christliche Schriften, wie z. B. die des Makarios. Makarios der Ägypter oder der Große (etwa 300–380/90) lebte in der unterägyptischen Wüste als Einsiedler. Seine Schüler lehrte er das Stoßgebet: »Herr Jesus Christus, erbarme dich meiner!« In einer frühchristlichen ägyptischen Spruchsammlung heißt es: »Abt Makarius der Große lehrt: Wenn wir mit unseren Lippen den Namen unseres Herrn Jesus Christus aussprechen, wenden wir mit zerknirschtem Herzen unsere ganze Aufmerksamkeit auf ihn, damit er deinem Geiste gegenwärtig ist und du ihn nicht vergeblich im Munde führst. Denke mit Inbrust an die Anrufung ›Herr Jesus Christus, erbarme dich meiner‹. Dann wird über deinem Schlafe die Gottheit ruhen; die dunklen Wolken der Leidenschaften, die dich bestürmen, verjagst du, und der innere Mensch wird die Reinheit des Adam erlangen, die er im Paradiese besaß. Gebenedeit sei der Name, den der Evangelist Johannes mit den Worten anrief: ›Du Licht der Welt, du Süßigkeit, die nie übersättigt, du lebendiges Brot!‹«[20]
In dieser Anweisung ist schon all das vorhanden, was später in der Athosmystik kennzeichnend wurde: Verlust des Paradieses als Folge des Sündenfalls; Zerknirschung, Buße und Reue; Reinigung des Herzens von den Leidenschaften durch Askese, Kontemplation und Konzentration auf das Göttliche; ständige Anrufung des Namens Jesus; Verklärung, Vereinigung mit Gott, Genuß der himmlischen Herrlichkeit, Offenbarung der göttlichen Geheimnisse, Erkenntnis höherer Welten, Schau des unerschaffenen Lichtes, in einem Wort: Vergöttlichung.[21]
Die Übung des Stoß- oder Herzensgebetes gehört in den geschichtlichen Zusammenhang des Hesychasmus. Diese

Bewegung geht auf den schon genannten Makarios und auf den berühmtesten der ägyptischen Wüstenväter, Antonios den Großen (251–356), zurück. Seine theologische Ausprägung hat der Hesychasmus durch den späteren Bischof von Thessalonich, Gregor Palamas (1296–1359) erhalten. Im Hesychasmus kann die christliche Entsprechung zum Zen-Weg oder zum achtgliedrigen Yoga gesehen werden. Nach Jungclaussen leitet sich das Wort Hesychasmus von dem griechischen hesychia ab, das sich wahrscheinlich von einem Verb mit der Bedeutung ›sitzen‹ ableitet. »Es kann aber auch heißen: im Frieden, in Ruhe sein. Hesychia meint also nicht nur Ruhe, sondern zugleich Friede, Schweigen, Einsamkeit; der die ›Ruhe‹, das heißt Einsamkeit sucht, um durch sie mit Gott eins zu werden, ist der Hesychast. Dieses Wort wird im Deutschen am besten mit ›der Gott-Versenkte‹ wiedergegeben.«[22]
Jungclaussen beschreibt den Weg des Hesychasten in verschiedenen Schritten: »Der erste ist das Bemühen um die Erfüllung der Weisungen Christi, so wie sie uns in der Bergpredigt gegeben sind. Dabei erhält – als zweiter Schritt – die Mahnung zur Sorglosigkeit (Mt 6,24–33) ein ganz besonderes Gewicht. Sie zielt darauf ab, nicht nur ganz allgemein durch Ablegen der Sorgen Ruhe zu finden, sondern jeden unguten Gedanken und schließlich überhaupt jeden Gedanken zu unterdrücken, um dafür nur eine Sorge zu haben, nämlich das Gott-Gedenken unablässig im Herzen zu bewahren, um dadurch mit Gott völlig eins zu werden. Diese eine Sorge wird als Nüchternheit oder Wachsamkeit des Geistes beschrieben.«[23]
Gregor Palamas sagt in einer Predigt über die Hesychia: »Hesychia ist Stillesein des Geistes und der Welt, Vergessen des Niedrigen, geheimnisvolles Erkennen des Höheren, das Hingeben der Gedanken an etwas Besseres, als sie selber sind. So schauen die, die ihr Herz durch solch heiliges Schweigen (Hesychia) gereinigt und sich auf unaussprechliche Weise mit dem alles Denken und Erkennen übersteigenden Lichte vereinigt haben, Gott in sich selbst wie in einem Spiegel.«[24]

Von den Wüstenvätern bis zu Gregor Palamas geht es beim Herzensgebet darum, eine bestimmte Technik auszubilden, um das beschriebene Ziel zu erreichen. Dem Leib kommt dabei eine wichtige Rolle zu. Palamas sagt in seiner ›Verteidigung des Hesychasten‹: »Hesychast ist, wer Unkörperliches im Körperlichen zu fassen sucht.«[25] In derselben Schrift umschreibt er diesen kurzen Satz: »Siehst Du also, daß es notwendig ist, den Geist ins Innere des Körpers und in sich selbst zurückzuführen, wenn man sich gegen die Sünde erheben, die Tugend und den Lohn des tugendhaften Kampfes, besser gesagt, das Verkosten dieses Lohnes erlangen will? Den Geist austreiben wollen – ich sage nicht aus dem fleischlichen Denken, sondern aus dem Körper selbst, um so der geistigen Wonne teilhaftig zu werden – wäre aber der Gipfel des griechischen (heidnischen) Irrtums. . . Wir schicken vielmehr den Geist nicht nur in den Leib und ins Herz, sondern in sich selbst zurück.«[26]
Den Wüstenvätern ging es vornehmlich um das unablässige Gott-Gedenken, um das ununterbrochene Gottesbewußtsein. Die dazu notwendige innere Wachsamkeit wurde durch das Stoßgebet erlangt. Dazu dienten vor allem kurze Psalmverse, die ständig wiederholt wurden. Ihr Vorbild hatten diese Stoßgebete in dem Ausruf des Zöllners: »Gott, sei mir Sünder gnädig!« (Luk. 18,13) oder: »Jesus, du Sohn Davids, erbarme dich meiner!« (Luk. 18,38). Im Dornbuschkloster am Sinai wurde der Name ›Jesus‹ zum Mittelpunkt der Stoßgebete. Diese bilden mit dem Atem eine rhythmische, Körper, Seele und Geist erfassende Einheit.

Yoga und Mystik

»Der Christ der Zukunft wird ein Mystiker sein oder er wird nicht mehr sein«, sagte Eugen Biser, Professor für Christliche Weltanschauung und Religionsphilosophie der Universität München, in einem Vortrag bei den Salzburger

Hochschulwochen im Sommer 1984. Biser geht von Exodus 3,14 aus: »Ich werde sein, der ich sein werde.« Diese Selbstvorstellung Gottes bezeichnet Biser als die Geburtsstunde der Hoffnung, die in Jesus als dem Wiederkommenden ihre geschichtliche Bedeutung für alle Zukunft hat. Dabei geht es Biser weder um eine Christologie von oben noch um eine Christologie von unten, sondern um eine Christologie von innen, die sich an einem Satz von Kierkegaard orientiert: »Der Helfer ist die Hilfe.« Für die seit den siebziger Jahren vor allem unter der jüngeren Generation zu beobachtende Hinwendung zur Mystik heißt dies, daß Gott durch die Tür der menschlichen Existenznot in die Geschichte eintritt, so daß diese Geschichte im Zeichen der Zukunft Gottes steht.[27]

Schon zu Zeiten Buddhas (etwa 563–483 v. Chr.) waren die wesentlichen Elemente des späteren Yoga vor allem durch die älteren Upanischaden bekannt. Aus ihnen zitieren wir drei Stellen: »Versenkung fürwahr, steht über der Vernunft. Die Erde ist gleichsam in Versenkung, der Luftraum, der Himmel, die Wasser, die Berge sind gleichsam in Versenkung, die Götter und die Menschen. Denn Menschen, die Größe erlangt haben, haben gleichsam Versenkung als Anteil bekommen. Die andern aber sind klein, streitsüchtig – Klatschbasen und Verleumder –, die aber groß sind, die haben Versenkung als ihren Anteil erhalten.«[28]

Eine Vorstufe des später systematisierten Yoga liegt an anderer Stelle vor: »Wenn die fünf Erkenntnisorgane stillstehen zusammen mit dem Denkorgan, und wenn das Geistorgan nicht mehr sich regt, so nennt man das den höchsten Gang. Und dies versteht man unter Yoga: die feste Fesselung der Sinne, wenn man von jedem Denken sich löst; denn Yoga ist ein Werden und Vergehen.«[29]

Auch über die Yoga-Übungen werden schon in sehr alter Zeit Aussagen gemacht: »Den Leib dreifach straff aufgerichtet, gerade haltend, die Sinne mit der Denkkraft einsammelnd im Herzen mag der Weise mit dem brahman-Nachen alle Fluten überqueren, die Furcht einjagenden. Dann presse er die Hauche hinaus und hemme streng (jede) Bewegung. Geht ihm der Atem aus, so atme er wieder durch die Nase ein. Wie jenen schlecht bespannten Wagen zügle der Weise seine Denkkraft wohl bedachtsam. An einem ebenen, reinen, von Geröll, von Hitze und von Sand freien, durch Töne, Teich und anderes dem Gemüte angenehmen Orte, der nicht das Auge quält und durch eine Höhle vorm Winde Schutz gewährt, übe man Versenkung.«[30]

Ziel ist die Einheit mit dem Einen, dem Höchsten, dem Allumfassenden: »Wer aber alle Lebewesen in seinem Selbst sieht und sein Selbst in allen Lebewesen, vor dem sucht sich das Eine nicht zu verbergen. In wes Wissenden Selbst sein Selbst zu allen Wesen geworden ist – welche Verwirrung, welchen Kummer kann er hinsichtlich seines Selbstes (seiner Seele) haben, nachdem er das Eins-sein erkannt hat?«[31]

Der bedeutende Reformer des Shivaismus in Südindien, Manikkavasagar (geboren um 800), beschreibt mit eindrücklichen Worten den Wunsch nach der mystischen Vereinigung mit Gott: »Wann endlich werde ich in tiefer Verehrung bleiben und ganz einssein mit meinem vollkommenen Edelstein?«[32]

Daß es sich bei allen diesen Aussagen nicht um ein ›Verlöschen‹ oder um ein Aufgehen im Nichts handelt, wird in der Untersuchung von Oberhammer, ›Strukturen yogischer Meditation‹, deutlich. Oberhammer geht der Frage nach: welche Dynamik wohnt der Meditation inne? Eine klare Antwort darauf ist schwer zu geben. Letztlich soll der Meditierende instandgesetzt werden, sein eigenes Personsein, das ihm in der Erfahrung der Ichbinheit gegeben ist, so abzubauen, daß es als Ich nicht mehr in den Blick kommt. Dieser Schritt ist jedoch nur möglich, wenn er aus einem Akt der Glaubensüberzeugung heraus getan wird. Die Erfahrung der Geistseele setzt die geglaubte Geistseele voraus. Deshalb ist sie nicht mehr Erfahrung von etwas.[33]

Dem christlichen Yoga geht immer die Gnade Jesu Christi voraus. Der Übende ist vom Heiligen Geist abhängig. Das Einswerden mit dem Willen Gottes geschieht nur durch Gnade. Das Hineinwachsen in Gottes Ebenbild geschieht nur durch die Liebe Christi. Diese Einsicht ist kurz vor Luther auch bei den mittelalterlichen Reformtheologen Spaniens deutlich formuliert. So sagt Francisco de Osuna (etwa 1492–1542): »Niemals erreicht der Mensch mit seinen Werken Gottes Wirken. Nur die Brücke der Gnade führt über den Abgrund. Aber erst das im Angesicht Gottes Gelebte überführt die regelmäßig geübte Kunst des Betens in die geglaubte und erhoffte Kunst des Liebens. Christliches Beten, christliche Mystik schließt Techniken, auch die des ›Leerwerdens‹, nicht aus. Da es aber um Einswerdung geht mit dem göttlichen ›Willen‹, muß es ansetzen in der Tiefe des heiligen Wortes. Und es endet auch nicht in Ruhe und Schweigen, sondern im unermüdlichen Dienst an Gott und den Mitmenschen, sei es nun in der Welt oder sei es im Herzen, das nicht mehr sich selber sucht. So ist dieses Gebet Methode und Geschenk, Bindung und Freiheit zugleich. Es weist einen Weg, den jeder auf seine Weise, aber stets mit Gott gehen muß.«[34]

Auch schon Johannes Cassian hat diesen Vorgang so ähnlich beschrieben. Bezeichnend ist, daß es ihm nicht um die Unterdrückung der Laster geht, sondern um deren Durchschauen, so daß sie im Lichte des Evangeliums geläutert werden können. Diese Läuterung führt zum Verschwinden bzw. Auslöschen der Laster. »Darum möge Gottes Wort vor uns hergehen und diese Mächte demütigen, damit diese schädlichen Leidenschaften, die wir bekämpfen wollen, gezwungen werden, sich von uns durchschauen zu lassen. Nach dem Wort des Apostels ist es der Herr, der das im Dunkeln Verborgene ans Licht bringen und die geheimen Absichten der Herzen offenbaren wird (1 Kor 4,5) – mögen wir so die häßliche Finsternis der Sünde mit den reinsten Augen der Seele durchdringen, um so diese schädlichen Leidenschaften offen zu legen und ans Tageslicht zu bringen. . . Aber wir haben ja die Wasser der Tugenden zur Hilfe, die diese Laster auslöschen, so daß wir unversehrt durch sie hindurchgehen können. Gleichsam erfrischt vom Tau der geistlichen Heilmittel verdienen wir es dann, zur Freude der Herzensreinheit geführt zu werden.«[35]

Christlicher Yoga geht vom Innersten des Menschen aus und führt zu einer Schau der Menschen und Dinge von innen, von ihrem Kern her. Der Mensch kann letztlich nichts zum Gelingen des Yoga beitragen – Gott selbst muß das Bild Christi ins Herz einsenken. Gleichwohl resultieren daraus das Gebet wie auch die Übungen des Yoga. Das Hineinwachsen des Menschen in das Ebenbild Christi ist mit einem Weg verbunden, der den ganzen Menschen fordert. Die Anstrengung des Menschen erfolgt aus der Erkenntnis, daß alles allein von der Gnade Gottes abhängt, aber auch, daß der Mensch gleich einem Wettkämpfer alles ganz einzusetzen hat, so als käme es nur auf ihn an.
Für Gottfried Arnold (1666–1714) steht fest, daß die Mystik ihren Ursprung in der Bibel hat und sonst keiner weiteren Philosophien bedarf. In einem Gedicht beschreibt er seine mystische Erfahrung und umschreibt darin auch das ›Joch Christi‹:

»Ich lebe noch in dieser Welt,
Und bin doch schon zum Himmel aufgehoben.
Ich trag ein Joch, das mir gefällt,
Ich bin ein Engel, und kann Gott doch loben,
Ich heiß ein mangelhaftes Kind,
Und bin doch wert, denselben zu umfangen,
An dem man nichts als Heiligs findt:
Ich hab ihn schon, und muß ihn doch verlangen,
Sein Kreuz wird leicht, und doch auch schwer,
Nachdem ich so genau mit ihm vereinet;
Mein Herz ist voll, und dennoch leer:
Voll Liebe, leer von dem, was ich beweinet.
Ich bin ein Wunder-Mensch vor andrer Menschen Augen,
Und weiß nicht, ob ich noch werd unter Menschen taugen.
Des Kreuzes Kraft hat mich zum Toren längst gemacht;
Mich wundert, daß man mich nicht ins Gesicht verlacht.«[36]

Einer der bedeutendsten schwäbischen Mystiker im evangelischen Bereich ist Johann Michael Hahn (1758–1819). Ihm widerfuhr wiederholt das Erlebnis der Zentralschau. Darüber schrieb er: »Nie habe ich den Herrn oder einen seiner Gottesgesandten persönlich gesehen oder gesprochen; auch hatte ich nie ein solches Gesicht oder eine Traumvision oder Offenbarung; sondern was ich erkenne und weiß, ist mir mitgeteilt worden, nicht schlafend, sondern wach, nicht entzückt, sondern im Leibe gegenwärtig, wissend, wo ich gewesen, also bloß zentralisch und von innen heraus erleuchtet, daß gleichsam aus der schwarzdicken, mitternächtigen Wolke meiner verdorbenen Menschennatur von innen zuerst ein elektrisches Feuerlicht zu sehen war, und in demselben eine Geburtsquelle, ein vierfaches Rad, wovon das eine nicht anders erschien, als wenn es aus einem Lebewesen bestände. In diesem wunderbaren Rad erblickte ich das Original der Menschheit, und also die Herrlichkeit des Herrn und noch tiefer die Kräfte der Aktion und Reaktion. Hier erkannte ich also den Ursprung und Anfang aller Kreatur, und aus dem Zentrum, darein mein Geist versetzt war, sah ich die auseinander sich windenden und sich entwickelnden Schöpfungsstufen und Abstufungen aller Welten und Geschöpfsgattungen.«[37]

Johann Michael Hahn hat in seiner tiefen und umfassenden Schau auch mitformuliert, wie christlicher Yoga aufgenommen werden kann: »Wenn die Seele ganz aus dem Rad der Unruhe ausgegangen ist, und ist in das Centrum eingesunken, so ruhet sie in Gott und Gott wirkt in ihr und sie erkennt die Tiefen Gottes leidender Weise von innen heraus und siehet in dem Grunde aller Geburten alle sich von innen heraus entwickelnden Kräfte bis ins Alleräußerste, und siehet, wie Alles sich wiederum in's Innere hineinwendet. Syst. 389.

Es ist etwas Großes und Schätzbares, wenn Seelen das, was sie glauben, auch verstehen und begreifen lernen, weil Licht und Leben unzertrennlich verbunden sind, und weil Licht und Leben, mithin beide Centralkräfte der Seele in Herz und Hirn, allein beseligen können. III. Eph. 112.

Da ein Christ Geist vom Geist gezeuget ist und also den Geist aus Gott empfangen hat, kann er auch wissen und glauben, zuerst glauben, hernach verstehen, was ihm und allen Kindern, die von derselben Mutter geboren sind, also von Gott gegeben ist; denn eben der ihm gegebene Geist kann in den Tiefen Gottes forschen und bis in seinen Muttergrund gründen. Er kann mit Gottes Auge sehen und centralisch von innen herausschauen, alsdann siehet er mit dem Glaubensaug, was ihm von Gott gegeben worden, daß er also die Sache nicht nur glaubte, sondern sogar wesentlich empfing, und sozusagen sahe und erkannte. Nun ist er freilich in diesem Zustand gelehrter, denn alle seine Lehrer, es sei denn, daß auch diese aus eben demselben Muttergrunde geistlich geboren. IV. Hebr. 537 f. . .
Es kann eine göttlich erleuchtete Seele, die den Geist der Wahrheit hat, nicht allein Gott in und aus der Natur erkennen, sondern da sie den nemlichen Geist hat, der das Wort Gottes schreiben hieß, und es den Seelen, die es schreiben sollten, schenkte und eingab, – in ebendemselben Geist der Wahrheit erkennet die glaubige Seele den göttlichen Liebesplan und versteht ihn, und hat die edle Erkenntniß vom Königreich und Priesterthum Christi und den ewigen Liebesabsichten Gottes. Aber wir können im Geist nur dann wissen, was uns von Gott gegeben ist, wenn wir im Geiste sind und es dem Geiste der Wahrheit beliebt, uns forschen zu lassen, oder uns in's Forschen zu versetzen. IV. Hebr. 592 f.«[38]

»Die Weisheit will sich mit der Seele wieder vermählen und berührt sie da, wo die Seele an Gott gränzet. Dadurch wird in der Seele ein centralischer Lichtpunkt erweckt, welcher ein Gefühl und Verlangen der Herrlichkeit ist. Aber dieses Verlangen ist zuerst noch unrein und muß durch Entziehungen des Lichts und quälende Finsternisse erst geläutert und gereinigt werden. Denn es kann öfters ein Verlangen erweckt werden, aber es steigt immer Etwas mit auf im Willen, eine falsche Absicht; wenn aber die Herrlichkeit sich soll im Menschen verklären können, so wird ein einfältiger, völliger Wille erfordert. I. 275.

Die Seele wird hart probiret, ehe sie von der Weisheit ins Brautgemach geführt wird. I. 276. 35.«[39]
Kurz und deutlich bringt Johann Michael Hahn an anderer Stelle den Inhalt dessen, wie christlicher Yoga bestimmt werden kann, in einen Satz: »Wenn der Mensch mit seinem erweckten Willensgeist aus sich selbst und aller Creatur ausgeht und in Jesum glaubig eindringt, so vereinigt sich der lebendigmachende Geist Jesu so mit ihm, daß er als Princip eines neuen Lebens ihm bleibend und in persönlicher Einigung mitgeteilt und eingepflanzt wird.«[40]
Wer sich als Christ mit dem Yoga beschäftigt, kann dies fundiert nur tun, indem er sich mit dem Glaubensbekenntnis auseinandersetzt, also auf die Frage Antwort gibt: »Wer sagt denn ihr, daß ich sei?« (Matth. 16,15). Christlicher Yoga ist ohne das Bekenntnis zu Jesus Christus weder zu verstehen noch zu erklären. Wie die Wirkung der Mission in einem Satz aus dem 2. Korintherbrief zusammengefaßt werden kann, so kann auch der christliche Yoga von dieser Aussage her gesehen werden: »Ist jemand in Christus, so ist er eine neue Kreatur: das Alte ist vergangen, siehe, Neues ist geworden.« (2. Kor. 5,17). Wer in Christus eine neue Kreatur geworden ist, dem ist Yoga eine Hilfe gleich dem Gebet, in die Stille zu gehen, sich Gott mit Körper, Seele und Geist ganz hinzugeben und alles von ihm zu erwarten. Mit Johann Michael Hahn kann gesagt werden: »Wer nun von aller Grobheit der Sinnlichkeiten in seinem Begehren frei ist und davon ausdringt, und nur das Licht des Lebens verlangt, der fließet mit dem HErrn, dem Geist, zusammen, und seine lautere jungfräuliche Lichtstinktur fasset den Geist Gottes mit den göttlichen Vollkommenheitsgaben. Denn, da Geist mit Geist umgehet, kann nichts Anderes, als Geist gezeugt werden. II. Jak. 328.«[41]
Mit Recht stellt Wunderli fest, daß der Yoga wegen seiner grundlegenden Forderung nach innerer Läuterung und der damit verbundenen harten Schulung gar nicht populär sein kann. Die Einheit bzw. die Vereinigung mit Gott geschieht weder im Yoga noch in der Mystik dadurch, daß ich mich mit Gott vereinige, sondern daß Gott mich in seine Gebor-

genheit aufnimmt, mich das Geborgensein in ihm erfahren läßt. Daß sowohl Mystiker wie auch Yogis der Gefahr der Selbstvergottung erlegen sind und erliegen, liegt weder an der Mystik noch am Yoga, sondern an der Sünde des Menschen, sein zu wollen wie Gott, ja, selbst Gott sein zu wollen. Sowohl der Weg der Mystik wie der des Yoga führen in die tiefste Demut vor Gott, aber gerade deshalb ist auch die Gefahr der Selbstüberheblichkeit immer gegenwärtig. Um diesen Sachverhalt zu erläutern, weist Wunderli auf ein orientalisches Gedicht hin. Darin »klopft ein Jüngling nachts an der Tür seiner Geliebten. Diese fragt, wer klopfe, und er antwortet: ›Ich bin's‹. Die Türe bleibt verschlossen. Nochmals klopft der Jüngling und antwortet jetzt auf dieselbe Frage: ›Du bist's‹. Da läßt ihn die Geliebte ein.«[42]
Bei all dem Gesagten gilt auch für den christlichen Yoga, was für ein christliches Leben bestimmend ist. Am besten ist dies mit Worten des Paulus ausgedrückt: »Tut nichts aus Eigennutz oder um eitler Ehre willen, sondern in Demut achte einer den andern höher als sich selbst, und ein jeder sehe nicht auf das Seine, sondern auf das, was dem andern dient.« (Phil. 2,3 f.). In seinem Büchlein ›Christ und Yoga‹ drückt Wieland Schmid diesen so bedeutenden Aspekt des Yoga aus: »Wir sollten uns jedoch stets vor Augen halten, daß alles, was wir tun – wenn wir es aus christlicher Verantwortung heraus tun – nicht nur uns persönlich betrifft, sondern Auswirkungen auf das Ganze hat, auf unsere nächste Umgebung, unsere Familienangehörigen, Mitarbeiter, Freunde und Bekannte, und daß es Kreise zieht gleich den berühmten Kreisen, die entstehen, wenn man einen Stein ins Wasser wirft. Vielleicht sollten wir uns dieses Bild immer vor Augen halten, weil es uns besser als vieles andere an unsere Verantwortung erinnert. Das gleiche gilt für Yoga, und zwar in einem sehr hohen Maße. Wer Yoga übt, übt für sich selbst, für seine Gesundheit, seine geistige Entwicklung, zugleich aber übt er für andere. Die Kräfte körperlicher, geistiger und seelischer Art, die durch regelmäßiges Üben frei werden, sollen und müssen anderen zugute kommen. Dies ist das Kriterium für jeden echten Yoga-Üben-

den: nicht allein für sich selbst, sondern für das Ganze, für seinen Umkreis und darüber hinaus für alle Menschen und Wesen, mit denen er in Berührung kommt, für die Bewältigung aller Aufgaben, die sich ihm stellen, unterwirft sich der Übende der Disziplin seiner Übungen. Üben aber heißt: an sich selbst arbeiten!«[43]

Der französische Benediktinermönch und Yogapraktiker Déchanet bezeichnet den Yoga als eine Erfahrung, die aus einer wohlerprobten, gelebten Technik entspringt und Zeugnis für die Liebe zum Evangelium ablegt. In dieser knappen Zusammenfassung wird deutlich, was schon bei den christlichen Einsiedlern in der ägyptischen Wüste, wie bei Johannes Cassian (um 360–430), vorhanden ist. In ihrer mystisch-asketischen Lebensweise haben sie die Wirkung des Heiligen Geistes in eine neue, ausstrahlungskräftige christliche Lebensform übertragen. Ihr Ansatz hat sich nicht nur in den Klöstern, sondern bei allen christlichen Mystikern fortgesetzt. Die Mystiker sind in der gegenwärtigen Herausforderung durch östliche und pseudochristliche Strömungen eine wesentliche Hilfe, den christlichen Glauben neu und überzeugend auszudrücken. Wenn schon für den alttestamentlichen Propheten die helle Freude gilt:

> »Ich freue mich im Herrn, und meine Seele ist fröhlich in meinem Gott; denn er hat mir die Kleider des Heils angezogen und mich mit dem Mantel der Gerechtigkeit gekleidet.« (Jes. 61,10)

Um wieviel mehr gilt das heute, wo wir von Ostern her leben und Christus als unsern Herrn preisen.

Déchanet hat die Wirkung des Evangeliums im Blick auf Yoga so beschrieben: »Yoga muß Dich positiv für das Einströmen des Allerhöchsten vorbereiten, Dir zeigen, daß die wahren Sakramente des Lebens die erstrebenswertesten sind, jene, die Dich ohne jede Illusion (Maya) auf den Weg zum ›Jenseits‹ lenken, den Du ja anstrebst. Yoga muß in Dir die Liebe zum Evangelium wecken, einen Yogi Christi aus Dir machen, der die Seligpreisungen der Bergpredigt in die

Tat umsetzt.«[44] Für Déchanet steht fest, »daß ein Yoga, den ein Christ praktiziert, nur christlich sein kann.«[45]
Ebenso ist klar, daß zwischen Yogismus und Yoga zu unterscheiden ist. »Man muß unterscheiden lernen, sich über seine Wünsche vollkommen im klaren sein. Für den Christen – christlichen Yoga! Für jeden, der nur Gleichgewicht, inneren Frieden und Entspannung erreichen will, eine Reihe sorgfältig ausgesuchter Yogaübungen.«[46]
Unsere heutige Zeit scheint wieder ein Ohr zu bekommen, das die Worte des Bischofs und Kirchenvaters Ambrosius (339–397) hören und die ›körperliche‹ Aufnahme des erhöhten Christus in den menschlichen Körper erfahren kann. Ambrosius, der mit seinen kurzen und prägnanten Hymnen östliche Theologie mit westlichem Denken verbindet, gibt uns in einer Montag-Laudes einen Einblick in die geheimnisvolle Umsetzung des österlichen Christusgeschehens in die christliche Existenz. Damit hat er gleichzeitig Grund, Weg und Ziel eines christlichen Yoga beschrieben:

»In Dir schaun wir des Vaters Glanz.
Du bist ja Licht von seinem Licht,
bist Flamme von dem Flammenquell,
bist Tag, der unsern Tag erhellt.

Du wahre Sonne, neige Dich
mit Deines Leuchtens ew'gem Strom
und gieß den Geist der Heiligkeit
zutiefst in unsre Herzen ein.

Dem Vater Gott sei Ruhm und Ehr'
und seinem eingebornen Sohn
und Lob dem Geist, der kraftvoll hilft,
zu dieser Stund' und immerdar.«[47]

Bischof Sundaresan benützt den Yoga der altindischen Überlieferung als Methode auf dem Weg der Heiligung. Während in der Ostkirche noch der Mensch in seiner Ganzheitlichkeit von Leib, Seele und Geist gesehen und angesprochen wird, hat sich das westliche Christentum weitgehend verintellektualisiert. Um die ganzheitliche Erfassung, Umsetzung und Weitergabe des Evangeliums von Jesus Christus wieder erfahrbar zu machen, stellt der Yoga eine wertvolle Hilfe dar. Sundaresan stellt sich als ehemaliger Hindu und jetziger Bischof der Südindischen Kirche der Herausforderung des Yoga und versucht, ihn auf der Grundlage des nicänischen Glaubensbekenntnisses ins Christentum aufzunehmen.

»Gleich zu Anfang soll die Forderung aufgestellt werden, daß die Yogadisziplinen das gesamte nicänische Glaubensbekenntnis beinhalten sollen; außerdem stehen wir zu der gesamten Lehre des christlichen Glaubens.

Das vedantische (d. h. hinduistische) Konzept des Yoga besagt: Yoga bedeutet die Vereinigung zwischen dem jivatman (der individuellen Seele) und dem paramatman (der höchsten Seele); weiter: der jivatman ist ein Teil aus der gleichen Substanz wie der paramatman, der das brahman ist; ferner der jivatman lebt als Gefangener im fleischlichen Körper, von dem aus er sucht, sich zu emanzipieren und in die Vereinigung mit dem brahman einzugehen.

Aber der christliche Glaube lehrt, daß der Geist, die Seele und der Körper die ganze Persönlichkeit des Menschen ausmachen (1. Thess 5,23; Luk 1,26.27). Während der Körper den physischen Aspekt des Menschen darstellt, als der ›bios‹ das Leben gibt und Energie für die physische Aktivität bereitstellt, verkörpert die Seele den Geist mit dem Rationalen, d. h. dem Aspekt der Vernunft und Willenskraft, und so ist der Geist die Vernunft mit ihren weiteren Dimensionen, transzendiert aber dieselben zur gleichen Zeit. Intuition und alle höheren Werte des Lebens wie Liebe,

Wahrheit, Frieden, Vergebung, Leiden, das Gute und all die anderen göttlichen Eigenschaften stecken in dem Wort ›Geist‹. Der Körper beherbergt die Seele und den Geist (1. Kor 6,19): um etwas auszudrücken, sind sie auf den Körper angewiesen. Der Körper ist Gottes Schöpfung, durch ihn geformt, mit allen Knochen und Sehnen von ihm zusammengefügt (1. Kor 12, 12–27; Hiob 10,3.9.; Röm 6,12–14). Der Körper und seine Glieder sind erlöst durch Christus zum Dienst der Gerechtigkeit, daß sie heilig werden (Röm 6,19f.). Deshalb sollte der Körper richtig erhalten und versorgt werden, um seine Aufgaben zu erfüllen, die von Gott gegeben wurden. Der Geist des Menschen ist, wie in den Sprüchen (20,27) ausgesagt wird, das Licht Gottes. Der Geist selbst gibt Zeugnis unserem Geist, daß wir Gottes Kinder sind (Röm 8,16). Paulus definiert die Seele als eine der drei Komponenten, die den ganzen Menschen ausmachen, und daß diese drei Komponenten eine umfassende menschliche Trinität verkörpern. Diese Lehren sind dem vedantischen Konzept fremd; jivatman, wie er im Vedanta ausgelegt wird, ist nicht derselbe Geist, der von Paulus gelehrt wird.

Der christliche Glaube verfolgt als Ziel die Einheit mit Christus, in ihm zu leben, seine Gemeinschaft zu genießen, aber dennoch die eigene Identität zu bewahren (Joh 15, 4–7; Röm 7,4; 1. Kor 6,17; 13,15; Röm 8,11). Hier unterscheidet sich der christliche Glaube von der vedantischen Anschauung; die christliche Lehre erkennt die Meinung der vedantischen Philosophen nicht an. Dem Menschen, der sich durch seine Sünde von Gott entfernt hat, wird es im Christentum ermöglicht, seinen Frieden mit Gott wieder zu erlangen, indem er an Jesus Christus als seinen Retter und Herrn glaubt. Die Gnade Gottes, die unverdient und ungebeten dem Menschen gegeben wird, ermöglicht die Versöhnung und das Heil unter der Bedingung, daß der Mensch um Vergebung bittet und an Jesus Christus glaubt.

Paulus fordert in seinem ersten Brief an Timotheus ihn auf, sich im Göttlichen zu üben (1. Tim 4,7). Im Brief an die

Hebräer (5,14) heißt es, daß sie ihre Sinne schulen und unter Kontrolle haben sollen, um zwischen dem Guten und Bösen unterscheiden zu können. Um das göttliche Ziel und die Fähigkeit, Gutes vom Bösen zu unterscheiden, zu erlangen, muß der Christ selbst die Initiative ergreifen und sich anstrengen.

Das christliche Leben ist das eines Jüngers: Jesus rief seine Nachfolger auf, ihm als Jünger zu dienen (Mt 10,1; Apg 9,26). Ein Jünger ist jemand, der sich durch die Anweisung eines Gurus (Lehrer) zu beherrschen lernt (Joh 14,15). Jüngerschaft bedeutet, den Herrn zu suchen und ihm zu folgen: setze dein Herz und deine Seele daran, den Herrn, deinen Gott, zu suchen (1. Chr 22,19); warte auf den Herrn (Ps 27,14; Jes 40,31); bete unaufhörlich (1. Thess 5,17); meditiere (1. Mose 24,63; 1. Tim 4,15); wandle im Geist (Gal 5,16.25); liebe Gott und deinen Nächsten, verleugne dich und trage das Kreuz, wasche die Füße, predige die gute Nachricht und füttere meine Schafe. Disziplin ist deshalb unaufgebbarer Bestandteil der Jüngerschaft und des christlichen Lebens. Diesen Aspekt des christlichen Lebens und der Verkündigung haben wir vernachlässigt.

Alle Handlungen im christlichen Leben werden nur durch die richtige Beherrschung und durch Üben ermöglicht. Solche Versuche, Geist und Körper zu beherrschen, sind manchmal mißverstanden worden, von manchen als Anstrengungen, sich selbst zu entwickeln und das Leben egozentriert zu gestalten. Dies ist nicht richtig. Alle Erfolge im Leben eines Christen, seien sie physischer, geistiger, psychischer oder moralischer Art, werden nur durch das Üben in der Gottseligkeit (1. Tim 4,7) erreicht, wie es auch von Paulus gelehrt wird. Die Kirchenglieder müssen ermuntert werden, diese Dinge zu lernen und zu üben, so daß sie dadurch die Fülle des Evangeliums erkennen können. Die Anwendung des achtfachen Weges (der acht Stufen) des Raja-Yoga kann dabei eine große Hilfe sein.«[48]

Auch Johannes Cassian geht von der Acht-Zahl aus, wenn er von den Lastern und ihrer Durchschauung redet. Dabei

ist das Laster nicht eine gelegentlich begangene sündige Tat, sondern eine fehlerhafte Grundeinstellung, aus der die Sünde entspringt: »Laster zeigen, daß in bestimmten Beziehungen der Seelenhaushalt in Unordnung geraten ist, daß die Kräfte des Begehrens nicht auf das ihnen wesenhaft gemäße Objekt ausgerichtet sind, daß die der Seele eingeborenen Leidenschaften auf die falschen Reize ansprechen.«[49]
Vor dem Hintergrund dieser Aussage wird den Lastern der anklagende Aspekt genommen. Sie werden vielmehr als solche gesehen, die im Lichte des Evangeliums schon durchschaut und ausgelöscht sind. Im einzelnen handelt es sich um: 1. Gier beim Essen und Trinken, 2. sexuelle Zügellosigkeit, 3. Geldliebe, Geldgier, Versessenheit auf materielle Güter, Habsucht, Geiz, 4. Zorn, 5. Trübsinn, resignative Verstimmtheit, 6. Überdruß, geistliche Lustlosigkeit und Trägheit, Herzenslahmheit, verdrossene Gleichgültigkeit, 7. eitle Ruhmsucht, Geltungssucht, gespreiztes Wesen, 8. Hochmut, Stolz, Überheblichkeit.[50]
Mit den Worten Cassians wird die Kontemplation bzw. der Yoga zu einem Stück Himmel auf Erden: »Selig sind, die reines Herzens sind, denn sie werden Gott schauen.« (Matth. 5,8) Wer sich auf den Weg des Yoga begibt, muß mit der Grundlage beginnen, das Ziel anstreben und die richtige Einstellung finden. Das Ziel des geistlichen Weges ist für Cassian das Himmelreich. Dabei ist das Himmelreich als kommendes schon gegenwärtig dort, »wo in der von ›Leidenschaften‹ nicht mehr zu erschütternden Seele der Himmel sich abspiegelt, sie mit seinem Frieden, seiner unendlichen Freude bis zum Rand erfüllend.«[51]
Der christliche Yoga geht nicht von einer Unterdrückung der Sinne aus, sondern von ihrer Befreiung durch das Evangelium von Jesus Christus. Dies schließt die Bereitschaft ein, sich zu ändern, sich von der Gnade und Vergebung Gottes her in eine neue Kreatur verwandeln zu lassen. Diesem Ziel dient neben dem Gebet auch der christliche Yoga.
In seinem Buch ›Yoga-Meditation‹ weist H. Weiss darauf hin, daß die Änderungsbereitschaft drei Punkte umfaßt: einmal die Änderung hinsichtlich der persönlichen Eß-,

Trink-, Schlaf- und anderer Lebensgewohnheiten, zum anderen die Änderung im Blick auf die Gemeinschaft, denn auf sich allein gestellt ist der Mensch nicht lebensfähig. Schließlich bedeutet Leben auch sinnvolles Tun.[52]

Bischof Sundaresan legt großes Gewicht auf die praktische Seite des Yoga, die immer auch Ausdruck der geistigen Einstellung ist. Auf dem Weg der Heiligung ist der christliche Yoga ein wertvolles Mittel. Sundaresan hat das so beschrieben:

»Am bekanntesten ist Yoga als Ausdruck indischer Spiritualität; vorrangig als eine Technik des Sich-Einübens, um alle physischen und psychischen Fähigkeiten und Energien des Menschen zu kontrollieren und zu vereinigen, um das höchste geistige Ziel zu erreichen. Für einen Christen ist dies die Verwirklichung des Höchsten, nämlich daß Christus in ihm weilt und er in Christus. Yoga weist eine große Bandbreite von Gedanken auf, ausgedrückt durch viele Systeme wie Gnana-Yoga, Karma-Yoga, Bhakti-Yoga, Hatha-Yoga, Raja-Yoga, Mantra-Yoga usw. Jedes dieser Systeme hat seine eigene Schule, obwohl die Disziplinen, die von den einzelnen Schulen entwickelt worden sind, identisch sind oder zumindest Gemeinsamkeiten aufweisen.

Die Kirche beschäftigt sich vorwiegend mit dem Raja-Yoga, da dieser einiges mit der Kirche gemeinsam hat und deshalb vorteilhaft für die Kirche verwendet werden kann. Dieser Yoga wird in dem Yogasutra behandelt, das von Patanjali um 250 v. Chr. geschrieben wurde. Raja-Yoga ist umfassend, da er das Beste von allen anderen Yogaschulen in sich aufgenommen hat; so wurde z. B. die dritte Stufe, Asana genannt (physische Vorbereitung), von der Hatha-Yogaschule aufgenommen. Raja-Yoga hat als Hintergrund die Sankya-Philosophie, die sowohl theistische als auch atheistische Elemente enthält. Der Yogi Patanjali hat den Raja-Yoga in die theistische Tradition geführt. Deshalb sind die acht Stufen im Raja-Yoga für all diejenigen hilfreich, die einen theistischen Glauben besitzen, noch mehr aber für Christen: es konnten Veränderungen gemacht werden, um ihn auf die verschiedenen Glaubensrichtungen abzustimmen.

Das Ziel ist die Vereinigung des atman (des menschlichen Geistes) mit dem paramatman (dem höchsten Geist). Die acht Stufen sind ausgerichtet, um dies zu erlangen, sie sind als Vorbereitung dazu da, um dieses höchste Ziel der Vereinigung zu erreichen. Das christliche Ziel ist die Vereinigung mit Christus, »in ihm wohnend und er in uns«. Die Aneignung und die Assimilation von Gedanken anderer Lebensweisen, von zusammenwirkenden Kulturen ist nichts Neues im Christentum. Eine solche Einverleibung benachbarter Kulturen, die nicht im Widerspruch zu den Hauptgedanken des christlichen Glaubens stehen, geschieht als Antwort auf den Drang, Ausdrucksformen zu finden, die aus der zunehmenden Selbständigkeit heraus erforderlich werden und sich auch von der Situation her nahelegen. Nachdem sich Missionare der Notwendigkeit bewußt wurden, sich mit ihrer Umwelt zu identifizieren, entstanden über die ganze Welt hin Bewegungen, die es sich zum Ziel setzten, Denkweisen und Lebensstile anzunehmen, die für die Darstellung des Evangeliums in den jeweiligen Gebieten notwendig sind.

Weder ist Yoga Ersatz für die Erlösung, noch nimmt er den Platz von Gottes Gnade ein. Er dient nur als eine wertvolle Methode, sich selbst in der Gottseligkeit zu üben und sich profanen Altweibergeschichten zu widersetzen. Er ist dazu da, sich in der Gottseligkeit üben zu können (1. Tim 4,6–7), ein besserer Christ zu werden und die Reichtümer und Schätze im Evangelium zu finden (2. Tim 2,1–7).«[53]

DER ACHTGLIEDRIGE YOGA ALS CHRISTLICHER YOGA

Der achtgliedrige Yoga im alten Indien geht von dem Ziel aus, durch meditative Konzentration Allwissenheit, Allmacht und Einssein mit dem Höchsten (Brahman) zu erlangen. Letztlich geht es um die Identifikation des eigenen Selbst (Atman) mit dem Brahman, dem Urgrund und Ziel von allem. Auffallend ist, daß der achtgliedrige Yoga ursprünglich Teil einer Erlösungslehre ist, die nach dem Strukturmodell der Medizin angelegt ist. Bei Patanjali wird der achtgliedrige Yoga als Weg zur unterscheidenden Erkenntnis verstanden: Durch die pflegende Übung der Yogaglieder leuchtet, indem die Unreinheit schwindet, die Erkenntnis auf, bis sie das Stadium der unterscheidenden Erkenntnis erreicht.[1] Ein Doppeltes fällt dabei auf: Erstens deutet der Satz ›die Unreinheit schwindet‹ auf die Weltverfallenheit der Seele. Zweitens wird deutlich, daß durch das Schwinden des Nichtwissens die Erkenntnis immer weiter zunimmt. Durch die ursprüngliche Einbettung des Yoga in ein medizinisches System wird seine Ganzheitlichkeit im Blick auf den Menschen betont. Diese Ganzheitlichkeit gilt es aufzunehmen und ins Christliche zu übertragen bzw. im christlichen Leben praktikabel zu machen.

Sadhu Sundar Singh (1889–1929) praktizierte die altindische Weise der Meditation und verrichtete jeden Morgen sein Gebet gleich einem Yogi. Auch in seiner Theologie war er so frei, daß er Zusammenhänge der Upanischaden aufgreifen und christlich deuten konnte. Der Kernsatz der Upanischaden: »tat tvam asi«, ›das bist du‹, d. h. das Brahman, bringt das Ziel der hinduistischen Erlösung auf diese drei Worte. Sie beschreiben die Identifikation des Atman mit dem Brahman. In seiner christlichen Deutung des Satzes verwendet Sadhu Sundar Singh ebenfalls ein Bild aus den Upanischaden: »Wenn Christus in uns lebt, wird unser ganzes Leben christusähnlich. Salz, das sich in Wasser aufgelöst hat, mag unsichtbar sein, aber es hört nicht auf zu existieren. Wir wissen, daß es da ist, sobald wir das Wasser trinken. So ist es auch mit dem einwohnenden Christus, obwohl er unsichtbar ist, wird er anderen sichtbar durch die Liebe, die er mit uns teilt.«[2] An anderer Stelle formuliert er: »Durch den Glauben sind wir in Gott und Gott ist in uns. Aber Gott bleibt Gott und wir bleiben seine Geschöpfe.«[3] Für den Christen bleibt in der Glaubenseinheit mit Christus die Persönlichkeit beider erhalten, sowohl die des Glaubenden wie die von Christus.

Bevor wir den achtgliedrigen Yoga als christlichen Yoga im einzelnen darstellen, soll noch einmal Sadhu Sundar Singh dort zu Wort kommen, wo er sich sowohl gegen die Identifikationslehre als auch gegen den Pantheismus wendet: »1. Gott ist unser Schöpfer und wir sind seine Geschöpfe; er ist unser Vater und wir sind seine Kinder. 2. Wenn wir selbst Gott sind, so ist kein Bedürfnis nach Anbetung mehr in uns vorhanden. 3. Wenn wir uns Gottes erfreuen wollen, so müssen wir von ihm verschieden sein; die Zunge könnte keine Süßigkeiten schmecken, wenn kein Unterschied zwischen ihr und ihnen bestünde. 4. Erlöst werden bedeutet nicht, sich in Gott verlieren oder in ihm ausgelöscht werden. Wir sollen nicht unsere Persönlichkeit in Gott verlieren, sondern sie in ihm finden. 5. Der Pantheismus kennt keine Sünde, deshalb finden wir bei seinen Anhängern oft einen unsittlichen Lebenswandel.«[4]

»Aber so entschieden der Sadhu die pantheistische Identitätsformel: ›Ich bin Gott‹ ablehnt, um so lieber gebraucht er die mystische Immanenzformel: ›Gott in uns und wir in ihm‹, die ja eine Lieblingsformel des Johannesevangeliums ist. Den Unterschied von Identität und Immanenz (Einwohnen) veranschaulicht er sehr deutlich in mehreren Gleichnissen.

»Niemand soll sich einbilden, daß die Nähe Christi und der ›Himmel auf Erden‹ das bedeutet, was die Pantheisten darunter verstehen, wenn sie sagen: ›Nun bin ich Gott‹. Nein, wir sind in Gott und Gott ist in uns. Aber das bedeutet nicht, daß wir Gott sind und Gott wir.« »Das Feuer ist in der Kohle und die Kohle im Feuer, aber die Kohle ist nicht das Feuer, und das Feuer ist nicht die Kohle. Wir sind nur insofern eins mit Gott, als wir ihm unser Herz hingeben und uns mit dem heiligen Geiste taufen lassen.«[5]

Der achtgliedrige Yoga setzt sich aus folgenden acht Gliedern zusammen. Dabei ist zu bedenken, daß kein Glied isoliert von dem andern gesehen werden darf. Die Glieder ergänzen sich gegenseitig:

1. Yama, ›die Zügelung‹ – die fünf sittlichen Grundgesetze.
2. Niyama, ›die Zucht‹ – die fünf Gebote.
3. Asana, ›das Sitzen‹ – der Meditationssitz.
4. Pranayama, ›die Atemkontrolle‹.
5. Pratyahara, ›das Zurückziehen (der Sinnesorgane von den Sinnesobjekten)‹.
6. Dharana, ›das Festhalten‹.
7. Dhyana, ›das Nachsinnen‹.
8. Samadhi, ›die Einfaltung‹.

1. Yama, ›die Zügelung‹ – die fünf sittlichen Grundgesetze

Die erste und bereits vorentscheidende Stufe auf dem Weg des achtgliedrigen Yoga wird Yama genannt. Yama kommt von der Wurzel yam, ›zügeln‹, und bedeutet ›Zügelung‹ im Sinn der allgemeinen sittlichen Zucht. Zu dieser gehören fünf sittliche Grundgesetze, die jeder menschlichen Gemeinschaft eigen sind. Sie werden im christlichen Yoga vor allem von den Zehn Geboten und der Bergpredigt her interpretiert. Zu den fünf sittlichen Grundgesetzen zählen:

AHIMSA, ›Nichtschädigen‹, womit die Ehrfurcht vor dem Leben gemeint ist. Der Begriff leitet sich von der Wurzel hims, ›verletzen, töten, Leid antun‹, her, verbunden mit dem negierenden a, also: ›keinem und nichts ein Leid zufügen, nicht töten‹. Dazu gehört die Achtung des Lebens in

seinen mannigfaltigen Erscheinungsformen. In der Bergpredigt heißt es:
»Ihr habt gehört, daß zu den Alten gesagt ist: ›Du sollst nicht töten; wer aber tötet, der soll des Gerichts schuldig sein.‹ Ich aber sage euch: Wer mit seinem Bruder zürnt, der ist des Gerichts schuldig; wer aber zu seinem Bruder sagt: Du Nichtsnutz!, der ist des Hohen Rats schuldig.« (Matth. 5,21f.).
»Seht die Vögel unter dem Himmel an: sie säen nicht, sie ernten nicht, sie sammeln nicht in die Scheunen; und euer himmlischer Vater ernährt sie doch.« (Matth. 6,26).
Mit Ahimsa ist die Haltung des Menschen der gesamten Schöpfung gegenüber gemeint. Dies beinhaltet nicht nur ein neues Verhalten dem Menschen und den Tieren gegenüber, sondern auch ein besonderes Verhältnis zur gesamten Natur. Jakob Böhme bezieht selbst die Blume auf der Wiese mit ein: »Siehe, du blinder Mensch, ich will dirs zeigen: gehe auf eine Wiese! . . . Du wirst kein Buch finden, da du die göttliche Weisheit könntest mehr inne finden zu forschen, als wenn du auf eine blühende Wiese gehest; da wirst du die wunderliche Kraft Gottes riechen und schmecken, wiewohl es nur ein Gleichnis ist; und ist die göttliche Kraft im dritten Principio materialisch worden und hat sich im Gleichnis offenbaret. Aber dem Suchenden ists ein lieber Lehrmeister. Er findet viel allda.«[6]
Böhmes Aussagen gründen im sogenannten Zinnkrüglein-Erlebnis. Er saß in seiner Stube. Zufällig fiel sein Blick auf ein Zinnkrüglein, auf dem sich Sonnenstrahlen spiegelten. Plötzlich fühlte er sich entzückt und sah die Dinge von innen. Die Wände wurden ihm zu eng, und er stürzte ins Freie. Sieben Tage hielt die Vision an. Ihm war, als sähe er jedem Baum, jedem Gräslein ins Herz. Mit dem Durchbruch des Geistes zum Wesen aller Dinge war bei Böhme ein Triumphieren des Geistes verbunden: »Alsobald nach etlichen harten Stürmen ist mein Geist durch der Höllen Porten durchgebrochen bis in die innerste Geburt der Gottheit und allda mit Liebe umfangen worden, wie ein Bräutigam seine liebe Braut umfähet. Was das aber für ein

Triumphieren im Geiste gewesen, kann ich nicht schreiben oder reden. Es läßt sich auch mit nichts vergleichen als nur mit dem, wo mitten im Tode das Leben geboren wird und vergleicht sich der Auferstehung von den Toten.«[7]
Ganz am Anfang des Yoga wird die Stellung des Menschen zur Schöpfung geklärt. Nur wer zum Werk ›der Finger Gottes‹ (vgl. Psalm 8) den Zugang von der Liebe Christi her gefunden hat, kann auf dem Weg des Yoga fortschreiten.

SATYA umschreibt ein ganzes philosophisches System und leitet sich von der Wurzel sat (lat. esse, dt. sein) ›sein‹ ab und bedeutet ›das Wirkliche, die Wirklichkeit, die Wahrheit‹. Die Wahrheit ist letztlich eins mit dem Wirklichen, dem höchsten Sein. Wahr ist, wer in seinem Innersten mit dem Höchsten übereinstimmt:
»Die Wahrhaftigkeit (satya) besteht darin, seine Worte und Gedanken mit seinen Taten in Übereinstimmung zu bringen. Wort und Gedanke entsprechen dem, was man gesehen, gehört oder deduziert hat. Man spricht das Wort aus, um die Erkenntnis mitzuteilen. Man kann nur dann sagen, daß man sich seiner zum Besten des anderen und nicht zu seinem Nachteil bedient hat, wenn es weder trügerisch war noch verworren noch unfruchtbar. Wenn sich aber herausstellt, daß das Wort für die Kreaturen schädlich war, dann ist es, selbst wenn es ohne Betrug, ohne Verworrenheit und ohne Unfruchtbarkeit ausgesprochen wurde, nicht die Wahrheit, sondern nichts anderes als Sünde. . . Deshalb muß ein jeder mit großer Aufmerksamkeit nachdenken und dann einzig die Wahrheit vorbringen zum Wohl aller Wesen.«[8]
In christlichem Sinn wird die Wahrheitsfrage von Jesus Christus her entschieden: »Ich bin der Weg und die Wahrheit und das Leben.« (Joh. 14,6). Mit dieser Aussage ist die Entscheidung über den christlichen Yoga bereits gefallen. Wer der Wahrheit, das heißt Jesus Christus, folgt, dem gereicht der Yoga zur Vertiefung des Glaubens an Jesus Christus. Wer in Christus ist, der ist in der Wahrheit und lebt zur Ehre Gottes (vgl. Phil. 2,11).

Wenn sich Jesus als ›die Wahrheit‹ bezeichnet, so macht er damit keine philosophische bzw. dogmatische Aussage, sondern formuliert ein Bekenntnis. Jesus Christus als die Wahrheit erschließt sich immer nur in einem Leben aus Glauben. Deshalb gehören die drei Begriffe Weg, Wahrheit und Leben zusammen: Weil Jesus die Wahrheit ist, ist er der Weg und das Leben. Alles beginnt bei ihm, bleibt auf ihn bezogen und hat sein Ziel in ihm. Das Innerste, das von Christus getroffen und erfüllt ist, ist immer auf der Suche nach ihm, dem auferstandenen Herrn aller Herren. Teresa von Avila (1515–1582) beschreibt in einem mystischen Gebet den Prozeß der Seele, in die sich Christus eingesenkt hat. Darin kommt auch ein Anklang der östlichen Frömmigkeit zum Ausdruck, in der der Mensch in Christus teilhat an der Menschwerdung Gottes. Er wächst in das Ebenbild Gottes hinein, indem er sich dem anschließt, der der Weg, die Wahrheit und das Leben ist.

»Gott spricht. . .

O Seele, suche dich in Mir,
und, Seele, suche Mich in dir.

Die Liebe hat in meinem Wesen
dich abgebildet treu und klar;
kein Maler läßt so wunderbar,
o Seele, deine Züge lesen.
Hat doch die Liebe dich erkoren
als meines Herzens schönste Zier;
bist du verirrt, bist du verloren,
o Seele, suche dich in Mir.

In meines Herzens Tiefe trage
Ich dein Porträt, so echt gemalt;
sähst du, wie es vor Leben strahlt,
verstummte jede bange Frage.
Und wenn dein Sehnen Mich nicht findet,
dann such' nicht dort und such' nicht hier;
gedenk, was dich im Tiefsten bindet,
und, Seele, suche Mich in dir.

Du bist mein Haus und meine Bleibe,
bist meine Heimat für und für;
Ich klopfe stets an deine Tür,
daß dich kein Trachten von Mir treibe.
Und meinst du, Ich sei fern von hier,
dann ruf Mich, und du wirst erfassen,
daß Ich dich keinen Schritt verlassen:
und, Seele, suche Mich in dir.«[9]

ASTEYA, ›Nichtstehlen‹, kommt von der Wurzel stai, ›stehlen‹, mit dem negierenden a. Es ist damit auch die Ausrottung des Wunsches, zu stehlen bzw. sich von seinem Nächsten etwas auf hinterhältige Weise anzueignen, gemeint. In der Bibel wird dieses Verhalten mit dem Gebot bezeichnet: »Du sollst nicht stehlen« (Ex. 20,15). Dazu bemerkt Martin Luther im Kleinen Katechismus: »Wir sollen Gott fürchten und lieben, daß wir unserem Nächsten sein Geld oder Gut nicht nehmen noch mit falscher Ware oder Handel an uns bringen, sondern ihm sein Gut und Nahrung helfen bessern und behüten.«

BRAHMACARYA setzt sich aus zwei Wörtern zusammen: brahman und carya (sprich tscharya). Brahman bedeutet ›das Höchste, das Absolute‹ und leitet sich von der Wurzel barh ab, die auch im Deutschen ›Bahre‹, d. h. das Tragende, steckt; carya kommt von der Wurzel car, ›sich regen, benehmen, gehen‹, und bedeutet ›Wandel‹. Zu Brahmacarya gehört das Vermögen, die Gegensätze zu erkennen und sie auszugleichen bzw. sich ihnen gegenüber gleich zu verhalten. Wichtig sind die Eß- und Trinkgewohnheiten. So wird sich jemand, der ernsthaft Yoga betreibt, des Alkohols, des Nikotins und jeglicher sonstigen Droge enthalten. Einer, der Brahmacarya übt, ist einer, der seinen Lebenswandel ganz auf das Brahman, auf das Höchste, ausrichtet. Dazu gehört die Verpflichtung unbedingter geschlechtlicher Enthaltsamkeit, durch die die Herzkraft gestärkt werden soll. Als Mahatma Gandhi das Gelübde ablegte, ein Brahmacarin zu sein, tat er dies im Vertrauen auf Gottes helfende Macht.

Gandhis Beobachtungen sind folgende: »Jeder Tag des Gelübdes hatte mich näher an die Erkenntnis herangeführt, daß in Brahmacharya der Schutz für Leib, Geist und Seele liegt. Denn Brahmacharya war nun kein Geschehnis harter Buße, sondern ein Gegenstand des Trostes und der Freude. Jeder Tag ließ neue Schönheiten darin entdecken. Aber wenn es ein Anlaß stets wachsender Freude war, so möge doch niemand glauben, daß es mir leichtfiel. Selbst jetzt, da ich über sechsundfünfzig Jahre alt bin, merke ich, wie schwer es ist. Täglich begreife ich mehr und mehr, daß es wie ein Gang über eine Schwertschneide ist, und ich erkenne jeden Augenblick die Notwendigkeit, ständig auf der Hut zu sein. Kontrolle des Gaumens ist das erste, was bei der Wahrung des Gelübdes wesentlich ist. Ich stellte fest, daß die völlige Kontrolle des Gaumens die Wahrung ganz leichtmacht, und so betrieb ich nun meine diätetischen Experimente nicht nur vom Standpunkt des Vegetariers, sondern auch von dem des Brahmachari aus. Als Ergebnis dieser Experimente erkannte ich, daß die Nahrung eines Brahmachari mäßig, einfach, gewürzlos und möglichst ungekocht sein sollte.«[10]

Ein alter Text sagt: »Der Yogi übe dies im Geheimen, an einem einsamen Ort, ohne die Gesellschaft von Menschen. Um den Schein zu wahren, bleibe er in der Gemeinschaft, sei aber nicht mit dem Herzen in ihr. Er vernachlässige nicht die Pflichten seines Berufes, seiner Kaste oder seines Standes, erfülle sie aber nur als ein Werkzeug des Herrn, ohne ihnen viel Gewicht beizumessen. Wenn er sich so verhält, begeht er keine Sünde. Auch ein Familienvater kann durch verständiges Befolgen dieser Methode Vollendung erlangen, daran ist kein Zweifel. Inmitten der Familie lebend, stets seine häuslichen Pflichten erfüllend, erlangt, wer frei von Verdiensten und Fehlern ist und seine Sinne im Zaum hält, Erlösung.«[11]

Bei Paulus und bei vielen nach ihm finden wir die Ehelosigkeit. Auch Jesus kann sich rigoristisch dazu äußern: »Er sprach aber zu ihnen: Dies Wort fassen nicht alle, sondern nur die, denen es gegeben ist. Denn einige sind von Geburt

an zur Ehe unfähig; andere sind von Menschen zur Ehe unfähig gemacht; und wieder andere haben sich selbst zur Ehe unfähig gemacht um des Himmelreichs willen. Wer es fassen kann, der fasse es!« (Matth. 19,11f.).
Andererseits wird aber das Verhältnis zwischen Mann und Frau auch als Abbild des Verhältnisses zwischen Gott und Mensch beschrieben und als tiefe Gemeinschaft verstanden. So schreibt Paulus: »Hier ist nicht Jude noch Grieche, hier ist nicht Sklave noch Freier, hier ist nicht Mann noch Frau; denn ihr seid allesamt einer in Christus Jesus.« (Gal. 3,28).
Johann Michael Hahn setzt sich auch mit dieser Frage auseinander und kommt zu der Schlußfolgerung: »Unter andern Geistesfrüchten ist eine der ersten die Enthaltung und ein keusches Leben in und außer der Ehe, weil, wenn eine Seele solche Gnade durch den Glauben erlangt hat, Reinigkeit und Bewahrung aller Kräfte und Aufopferung an Gott ihr Hauptbestreben ist und sie sich also als einen wahren Gottestempel achtet und hält. II. Act. 517 f. . . .
Es ist wahr, ich bin von jeher ein Freund jungfräulicher und keuscher Herzen und halte das nach Jacobi Sinn für die ersten Kennzeichen der Weisheitskinder; aber von dieser Menschengattung schließe ich in ehelicher Ordnung lebende Menschen nicht aus. Dieß kann eher denen passiren, die den ledigen Stand nicht gottgefällig führen. ibid. 141.«[12]

APARIGRAHA, ›Nicht-Raffen, Besitzlosigkeit‹, kommt von der Wurzel grah/grabh (dt. greifen), ›ergreifen‹, mit der Vorsilbe pari ›rings, ringsum‹ und dem negierenden a. Es bezeichnet das Loslassen des Besitzes, das Aufgeben der Habsucht und der Gier. Jesus hat sich in dieser Frage z. B. im Gleichnis vom reichen Jüngling (Luk. 18,18-30) und in der Bergpredigt (Matth. 6,19-24) sehr eindeutig geäußert: »Ihr sollt euch nicht Schätze sammeln auf Erden.«

2. Niyama, ›die Zucht‹ – die fünf Gebote

Die zweite Stufe des achtgliedrigen Yoga ist Niyama ›Niederhalten, Zügelung‹ von der Wurzel yam, ›zügeln‹, mit der Vorsilbe ni, ›nieder‹. Während sich Yama mehr auf die Gemeinschaft bezieht, richtet sich Niyama mit seinen ebenfalls fünf Geboten mehr auf den persönlichen Bereich. Deshalb kann Niyama auch mit ›Selbst-Zucht‹ bzw. ›Zucht im persönlichen Verhalten‹ wiedergegeben werden. Die fünf Gebote sind:

SAUCA, ›Sauberkeit, Lauterkeit‹, von der Wurzel suc, ›leuchten, strahlen‹, bezieht sich auf die Reinheit der Organe, der Gesinnung und Reinheit in Handel und Wandel, wie auch auf die Ehrlichkeit.

SANTOSCHA, ›Zufriedenheit‹, kommt von der Wurzel tusch, ›sich zufrieden geben, sich zufrieden fühlen, seine Freude haben‹, mit der Vorsilbe sam, ›zusammen‹. Das Wort Santoscha meint die gelöste Heiterkeit, die aus dem festen Vertrauen auf Gott kommt, und die ausstrahlende Zufriedenheit, die das Gestern, das Heute und das Morgen getrost in Gott aufgehoben weiß – im Christlichen: »Siehe, ich bin bei euch alle Tage.« (Matth. 28,20).

TAPAS, ›Askese, Hitze, Glut‹, von der Wurzel tap, ›warm sein, scheinen, erhitzen‹, ist ein wichtiger Begriff in der indischen Religiosität. Es kann auch mit ›innerem Engagement‹, ›innere Glut‹ für etwas oder für jemand übersetzt werden. Dazu gehören verschiedene asketische Übungen, die sowohl Gleichmut wie auch Aktivität beinhalten. In seinem ersten Brief an die Korinther benützt Paulus ein Bild vom Sport, um das zu umschreiben, was Tapas im christlichen Sinn bedeutet: »Jeder aber, der kämpft, enthält sich aller Dinge; jene nun, damit sie einen vergänglichen Kranz empfangen, wir aber einen unvergänglichen. Ich aber laufe nicht wie aufs Ungewisse; ich kämpfe mit der Faust, nicht wie einer, der in die Luft schlägt, sondern ich bezwinge meinen Leib und zähme ihn, damit ich nicht andern predige und selbst verwerflich werde.« (1. Kor. 9,25–27).

SVADHYAYA, ›eigenes Forschen (in den heiligen Schriften)‹, kommt von der Wurzel dhya, ›sich vorstellen, denken an, nachdenken über‹, mit der Vorsilbe ā, ›heraus‹, und sva, ›eigen, sein‹. Dazu gehört auch das wiederholte Sprechen von Texten, Textabschnitten, Versen oder der Silbe Om oder Aum, dem Urlaut, dem Ur-Wort, von dem alles ausgeht. In diesem Zusammenhang sei darauf hingewiesen, daß Johann Michael Hahn in seiner Abhandlung über Gott, den Vater, die drei ›Zentral- oder Schoßkräfte, A, O und U‹ erwähnt: »Außer aller Natur im Ungrunde ist das allerheiligste Wesen A, O, U, also Dreiheit in Einheit. A ist die erste Bewegung im O, um des U willen, O schließt um und ein Alles, und ist die zweite Centralkraft. Syst. 351.«[13]
Johann Michael Hahn deutet diese Urlaute streng von Gottes Schöpfungsmacht her: »Die allerheiligste Quellgeburt göttlicher Offenbarung ist A, O, U, und A ist die Aktionskraft, welche die ganze Geburtsquelle bewegt, darum heißt es A oder der Anfang und das O ist die Reaktionskraft, oder die Kraft des Anzugs, und der leibähnliche Umschluß des Rades der seelenähnlichen Geburtsquelle. In A und O offenbart sich die Kraft der Ausdehnung als eine edle Lichtslust, als ein U – die erste Lustursache des Daseyns aller sichtbaren und unsichtbaren Dinge; darum heißt es U und erste Ursache. II. Petr. 177f. . . Da nun aber in diesen anbetungswürdigen Gotteskräften eine freiwillige Willenslust ist, sich aus sich selbst, in sich selbst und durch sich selbst zu offenbaren in drei Gestalten und Kraftfarben, so nennen wir diese lusterweckende Kraft das U im A und O. Denn wie sich das A drehet und umwendet, ist es ein U, also ist es A, O, U! Syst. 191.«[14]

ISHVARAPRANIDHANA setzt sich zusammen aus ishvara, ›Herrscher, Gebieter‹, von der Wurzel ish, ›besitzen, vermögen, herrschen über‹, und pranidhana, ›Hingabe, Frömmigkeit‹, von der Wurzel dha, ›setzen, legen, stellen‹, mit den Vorsilben ni, ›nieder, hinein‹ und pra, ›vor, hervor, fort‹, als zusammengesetztes Verb pranidha also ›niederlegen vor, sein Auge, seinen Sinn, seinen Geist heften an oder richten auf‹. Das Substantiv Ishvarapranidhana umschreibt demnach das Nachdenken, die Vertiefung, die Ergebung in den Willen Gottes als dem Herrn. Eine gute Erklärung dessen, was Ishvarapranidhana meint, steht in einem Lied von Gerhard Tersteegen:

»Gott ist gegenwärtig.
Lasset uns anbeten
und in Ehrfurcht vor ihn treten.
Gott ist in der Mitten.
Alles in uns schweige
und sich innigst vor ihm beuge.
Wer ihn kennt, wer ihn nennt,
schlag die Augen nieder;
kommt, ergebt euch wieder.

Herr, komm in mir wohnen,
laß mein Geist auf Erden
dir ein Heiligtum noch werden;
komm, du nahes Wesen,
dich in mir verkläre,
daß ich dich stets lieb und ehre.
Wo ich geh, sitz und steh,
laß mich dich erblicken
und vor dir mich bücken.«[15]

Yama und Niyama ordnen das geistig-seelische Gesamtgefüge und bilden den entscheidenden Anfang auf dem Weg des Yoga. Ohne Yama und Niyama ist es nicht möglich, den eigentlichen Zweck des Yoga zu erfüllen: Körper, Seele und Geist für die Begegnung mit dem höchsten, dem göttlichen Licht vorzubereiten. Wer Yama und Niyama keine Bedeutung beimißt, erreicht die Tiefe und Weite der Konzentration und Meditation nicht, auch wenn er eine Unzahl von Körperstellungen (Asanas) beherrscht.

Für den christlichen Yoga sind Yama und Niyama um so entscheidender, als sie den christlichen Yogi auf das Neue Testament wie auch auf das Alte Testament verpflichten. Der christliche Yoga-Übende kann ohne Christus nichts tun. Damit ist eindeutig klar, daß der christliche Yoga eine eigenständige Methode darstellt gegenüber allen anderen Yoga-Richtungen. Ebenso klar aber ist auch, daß er innerhalb des Christentums eine Möglichkeit darstellt, den christlichen Glauben in einer immer hektischer und unsicherer werdenden Zeit überzeugend zu leben und zu predigen. Da das Evangelium die Grundlage und der Ausgangspunkt des christlichen Yoga ist, sind alle weiteren Stufen des achtgliedrigen Yoga von daher zu verstehen, zu interpretieren und auszuführen.
Michaëlle beschreibt in einem Gebet, wie ein christlicher Yoga, der von der Gnade und Vergebung Gottes herkommt, aussehen kann:

»Ich habe mich vor Dir niedergesetzt,
wie jene, die Dir einst folgten. . .
Und ich sagte: Herr, was kann ich Dir geben, was besitze ich?
Sie hatten nur fünf Brote und zwei Fische,
und alle hast Du gesättigt!
Was kann ich Dir bieten, auf daß Du meine Seele sättigst?
Du, Herr der Herren,
Du stehst wie ein Bettler vor der Tür meines Herzens,
und Du wartest, daß ich das Wenige Dir gebe, das ich habe,
Du, der Allmächtige, Du zeigst mir den Weg der Demut
und verlangst: ›Gib mir das, was du hast.‹
Da rief ich zu Dir, und ich sagte:
›Sieh, Herr, das ist alles, was ich besitze:
Ich habe zwei Hände,
zwei Arme,
zwei Beine,
zwei Füße,
ich habe eine Lunge,
ein Herz,

ein Zwerchfell,
ich habe ein Rückenmark,
einen Pulsschlag,
einen Atemrhythmus,
einen Blick, der meinen ganzen Körper umfaßt,
einen Geist. . .
Das alles besitze ich, weil Du es mir gabst.
Lehre mich, seinen Sinn zu finden,
damit ich alles nach Deinem Willen gebrauche,
zu meinem Besten, und um Dir zu dienen. . .‹

In Deiner unendlichen Liebe
hast Du, Herr, mir alles gegeben,
alles das, was ich brauche.
Und Du weißt, ich habe vieles mißbraucht,
ich habe den Sinn Deines Wortes verloren,
das unverdiente Geschenk wurde entstellt,
alles Reine beschmutzt und verachtet.
Doch wer Deine unerschöpfliche Liebe kennt,
kann alles lernen.
Geführt von Dir,
werde ich den Sinn meines Lebens erkennen,
all das Wunderbare, das Du offenbartest
in meinem Fleisch,
in meinem Geist,
in meiner Seele,
und sie werden so sein, wie Du sie wolltest.
Mit Deiner Hilfe
werde ich nach und nach alles erkennen,
was du mir anvertraut hast,
ich werde mich annehmen
und werde in Deinem Lichte erblühen.«[16]

3. *Asana, ›das Sitzen‹ – der Meditationssitz*

Die dritte und bekannteste Stufe des achtgliedrigen Yoga wird Asana genannt. Asana kommt von der Wurzel ās, ›sitzen, wohnen, ruhen‹, und bedeutet ›sitzen, sich setzen‹. Gemeint ist zunächst eine feste und bequeme Körperhaltung, nämlich der Meditationssitz. So sagt auch das Yoga-Sutra: »Die Sitzhaltung soll fest sein und bequem.« (2,46). Und die folgenden zwei Verse erläutern: »Man übt dieses Sitzen unter völliger Entspannung und Eintreten in die unendliche Weite. Daraus folgt Unempfindlichkeit gegen die Gegensätze (von Hitze und Kälte usw.).«[17]

Asana werden auch die verschiedenen Haltungen oder Positionen genannt, die den Körper auf die Meditation vorbereiten sollen. Bleibt der Yoga nur auf das Körperliche beschränkt, so wird er oberflächlich und dem Geist entgegengerichtet. Christlicher Yoga ist die Methode, die Körper, Seele und Geist nicht nur stärkt, sondern auch auf den Empfang des Höchsten vorbereitet. So heißt es bei Paulus: »Wißt ihr nicht, daß euer Leib ein Tempel des heiligen Geistes ist, der in euch ist und den ihr von Gott habt, und daß ihr nicht euch selbst gehört? Denn ihr seid teuer erkauft; darum preist Gott mit eurem Leibe.« (1 Kor. 6,19f.).

Wir können und sollen dazu beitragen. Und jeder kann das. Denn der Yoga kann sich jeder Konstitution, jeder körperlichen, seelischen und geistigen Voraussetzung anpassen und führt jeden entsprechend seinem Vermögen in die Weite und Tiefe des Lichtes Gottes. Dies gilt insbesondere für die Asanas. Dabei ist es nicht nötig, all die vielen komplizierten, auch für die Inder nur schwer nachvollziehbaren Asanas auszuführen. In unseren Breiten ist es das Beste, wenn wir uns auf den klassischen Yoga beziehen und daraus das entwickeln, was unserem christlichen Kontext am besten entspricht.

Sophy Hoare beschreibt das Wesentliche der Asanas und erschließt sie dem westlichen Menschen:

»Die Yogastellungen oder Asanas unterscheiden sich in vieler Hinsicht von anderen Formen des Körpertrainings. Man nimmt eine Haltung ein und verharrt so von einigen Sekunden bis zu einer halben Stunde. Die Asanas gehen mit der Atmung synchron. Sie durchdringen jeden Körperteil, einschließlich der Finger und Zehen – und nicht nur die Muskeln und Gelenke, sondern auch die inneren Organe, Drüsen, Kreislauf und Atmung. Sie sind so angelegt, daß sie dem Körper seine ursprüngliche Gelenkigkeit zurückgeben und ihm volle Bewegungsmöglichkeit gestatten. . . . Asanas können von Menschen jeden Alters und in fast jeder gesundheitlichen Verfassung praktiziert werden. Die Stellungen müssen nicht perfekt sein; jede Haltung wird stufenweise erarbeitet. Meist kann man sich nach und nach bis zur endgültigen Stellung vorarbeiten. Im Yoga gibt es keinen Leistungsdruck; jeder versucht für sich, seine Grenzen auszudehnen, und ein älterer oder ungelenkiger Mensch kann unter Umständen mehr von den einfachen Formen einer Übung profitieren als jemand, der gelenkig ist und ohne Schwierigkeiten im Lotussitz verweilen kann.

Im Yoga sind die langsamen, rhythmischen Bewegungen wichtig. Man lockert sich, indem man bis zur Grenze seiner Beweglichkeit geht und dann verharrt – nicht, indem man sich mit Gewalt in eine Haltung zwingt. An den Grenzen der Beweglichkeit liegen die größten Schwächen, und genau hier stärkt Yoga den Körper und schafft ein umfassendes Gefühl von Kraft und Wohlbefinden.

Durch den systematischen Aufbau des Yoga werden alle Teile des Körpers gleichmäßig erfaßt. Das führt zu einer ebenmäßigen Haltung und richtiger, voller Atmung. Die Endpositionen einiger Stellungen sind entspannt und eignen sich für die Meditation, doch kann es mehrere Monate und länger dauern, ehe man durch Üben die Entspannung erreicht. Andere Asanas sind dynamisch und ein paar erfordern einige Anstrengung. Es ist wichtig, den Körper nie zu zwingen, sich der eigenen Grenzen bewußt zu werden und sie allmählich auszuweiten.«[18]

Gerade in unserer Zeit, in der die Berufe immer einseitiger und der Hang zu mehr Medikamenten immer stärker wird, erweist sich Yoga auch vom gesundheitlichen Aspekt her als eine der besten Alternativen, um aus ungesunden Lebensgewohnheiten herauszufinden. Die Yogaübungen lassen den Menschen »erleben, daß er sich nicht mehr auf die oft zweifelhafte Wirkung von Chemikalien zu verlassen braucht, sondern er kann selbst etwas tun. Er kann aus seiner Passivität herausgehen und aktiv und selbstverantwortlich durch ein tägliches intensives Üben sämtliche Lebensfunktionen seines Körpers verbessern und fördern. Wenn dann noch neben der notwendigen Bewegung die anderen Lebensfaktoren wie Licht, Luft, Wasser, Sonne, Wärme, Kälte, eine naturgemäße Ernährung und die entsprechende Ruhe beachtet werden, dann kann auch der Mensch unseres Jahrhunderts eine strahlende Gesundheit erlangen. . . . Die Yogahaltungen aber beziehen alle Muskeln in ihren Bewegungsablauf mit ein. Sowohl durch die Anspannung als durch eine intensive Dehnung werden sie geübt, trainiert und gestärkt. Hinzu kommt, daß die Asanas eine starke Dehnung der Sehnen, Bänder und Gelenkkapseln bewirken und sie so beweglich, leistungsfähig und gesund bis ins hohe Alter erhalten.«[19]

Die körperlichen Übungen bewirken einen gesunden Körper und Geist und haben die völlige geistige Ruhe und seelische Erneuerung zum Ziel.

Michaëlle verbindet den Meditationssitz mit dem Gebet: »Sich auf den Boden setzen bedeutet, sich zu Füßen Jesu setzen; es bedeutet, jedes materielle Hindernis zwischen dem Herrn und uns beseitigen; es bedeutet, sich zum Bettler seiner Liebe machen, seiner Liebe, die er uns in reichem Maße schenken will; es bedeutet, sich als Kinder des gleichen Vaters fühlen, wenn wir in der Gruppe beten. Die sitzende Haltung kann man als Demut nehmen, denn man verzichtet auf die Bewegungsmöglichkeit seiner Glieder. Jesus hieß die Menge, die ihm folgte, in göttlicher Höflichkeit sich niederzusetzen. So war sie auch aufnahmefähiger für seine Lehre und seine Wunder, wie die Brotvermehrung. Die indischen Yogis sind in diese Position besonders eingeübt, denn sie kennen ihre vielen Vorteile.«[20]

4. Pranayama, ›die Atemkontrolle‹

Die vierte Stufe im achtgliedrigen Yoga ist Pranayama. Pranayama setzt sich aus prana, ›Atem‹, und yama, ›Zügelung, Hemmung‹, zusammen; prana leitet sich von der Wurzel an, ›atmen‹, und der Vorsilbe pra, ›vor, hervor, vorwärts‹, her und bedeutet als Verb pran, ›einatmen, atmen‹; daraus bildete sich dann für prana die Bedeutung ›Leben, Lebenskraft, Odem‹. Bei Pranayama geht es in erster Linie um die Kontrolle des Atmens, besonders des Einatmens, dann aber auch um die Zügelung der Lebenskraft und ihren richtigen Gebrauch im Leben. Mit der Regulierung der unrhythmischen Atmung erreicht man das erste Ziel. Den tieferen Sinn des Pranayama erklärt Bhojas in seinem Kommentar zu Yoga-Sutra 1,34: »Da die Funktion der Atmung allen Organfunktionen vorausgeht – und da immer eine Verbindung zwischen Atmung und Bewußtsein in ihren beiderseitigen Funktionen besteht – verwirklicht die Atmung, wenn alle Organfunktionen eingestellt sind, die Konzentration des Bewußtseins auf ein einziges Objekt.«[21]

Hauer beschreibt den Pranayama als Atemzügelung, in dem der Atem rhythmisiert wird, wobei »zwischen apana ›Ein- (oder Hinab-) Atmen‹ und prana ›Vorwärts- oder Ausatmen‹, eine Pause eingeschaltet wird. Der Strom des Atmens wird angehalten. In dieser Übung heißt das Ausatmen recaka ›Entleeren‹, das Einatmen puraka ›Füllen‹; das Atemanhalten kumbhaka ›Stauen‹.«[22]

Es gilt, »den Atem in die drei genannten Abschnitte bewußt zu gliedern, die Tiefe und Ausdehnung des Atmens zu verstärken, die Zahl der Atemmomente, ihre Kraft und ihren Rhythmus zu beobachten, bis ein Atmen entsteht, das sich sozusagen von selbst tief und still vollzieht, worin der Übende sich sammelt, so daß er von störenden Vorstellungen befreit wird.«[23]

Hauer beschreibt auch seine eigene Erfahrung mit Pranayama: »Man legt sich bequem ausgestreckt auf eine Lagerstatt, die beiden Arme gelockert an den Seiten des entspannten

Körpers, schließt die Augen, konzentriert sich ganz auf das Atmen, in dem man zuerst so tief als möglich durch den etwas gerundeten Mund ausatmet, hält dann einige Sekunden den Atem an, solang als man es entspannend und wohltuend empfindet, läßt dann den Atem durch die Nase frei einströmen, ohne jeden Zwang. Dabei ist darauf zu achten, daß eine gute Bauchatmung stattfindet, bis die Lungen wohltuend gefüllt sind. Die Bewegungen des Zwerchfells sind für die Mobilisierung des Sonnengeflechtes wichtig. Jedes krampfhafte Einziehen und Aufstauen von Luft ist zu vermeiden. Die eingeatmete Luft wird wieder einige Sekunden einbehalten, aber nur wenn dies durchaus angenehm und entspannend empfunden wird. Dabei können Kopf und Brust etwas gesenkt werden. Dann stößt man die eingeatmete Luft wieder wie vorhin aus.«[24]

Diesen Vorgang des Pranayama beschreibt auch Eliade, wobei er den Zusammenhang des Pranayama mit dem Wesen des Lebens herausstellt, denn der Atem ist das Verbindungsglied zwischen Körper und Geist: »Durch den Pranayama versucht der Yogin das Pulsieren seines eigenen Lebens, die durch Ein- und Ausatmung freiwerdende organische Energie auf ganz unmittelbare Weise zu erkennen. Der Pranayama ist, möchten wir sagen, eine auf das organische Leben gerichtete Aufmerksamkeit, eine Erkenntnis durch den Akt, ein ruhiges und klar bewußtes Eintreten in das Wesen des Lebens selbst. Der Yoga empfiehlt seinen Gläubigen zu leben, aber sich nicht an das Leben zu verlieren. Die Sinnestätigkeiten halten den Menschen gefangen, verderben und zerstören ihn. Die Konzentration auf die lebenswichtige Funktion der Atmung bewirkt in den ersten Tagen der Übung ein unaussprechliches Gefühl der Harmonie, eine rhythmische, melodische Fülle, eine Nivellierung aller physiologischen Unebenheiten. Sodann erzeugt sie ein dunkles Gefühl der Anwesenheit im Körper, ein ruhiges Bewußtsein der eigenen Größe.«[25]

Das Atmen ist die wichtigste biologische Funktion des Körpers, denn ohne Atem ist das Leben nicht möglich. Jede Tätigkeit des Organismus ist eng damit verknüpft: »Mit dem

Atem ist dem Menschen von der Schöpfung ein Mittel in die Hand gegeben worden, das sowohl sein Nervensystem entspannt und harmonisiert, als auch seinen Körper mit neuen Kräften und Energieströmen auflädt.«[26]

Der Anknüpfungspunkt des Prana in der Bibel ist der ›Odem‹. Von ihm wird gesagt, daß er von Gott kommt: »(Gott) blies ihm (dem Menschen) den Odem des Lebens in seine Nase.« (Gen. 2,7). Im Hiobbuch sind es der Geist des Menschen und der Odem Gottes, der die Menschen verständig macht: »Der Geist ist es in den Menschen und der Odem des Allmächtigen, der sie verständig macht.« (Hiob 32,8). An anderer Stelle heißt es: »Wenn er (Gott) nur an sich dächte, seinen Geist und Odem an sich zöge, so würde alles Fleisch miteinander vergehen.« (Hiob 34,14f., vgl. Ps. 104,29). Hier wird über den Odem die Verbindung zu allen Wesen hergestellt. Der Lebensodem ist mehr als nur das Herein- und Hinauslassen von Luft; das Atmen birgt auch eine geistige Dimension in sich, die von Gott herkommt und die gesamte Schöpfung durchwebt.

Nach alter Vorstellung beschreibt der Atem einen Kreislauf: der Ausatem reinigt sich in der Luft und kommt als Einatem wieder in die Nase. Auf diese Weise kann Gott seinen Odem wieder zu sich nehmen und dem Leben ein Ende setzen. Ein verwandtes Bild liegt in Jesaja 55,10f. vor, wo Gottes Wort mit einem ähnlichen Kreislauf[27] geschildert wird: »Denn gleichwie der Regen und Schnee vom Himmel fällt und nicht wieder dahin zurückkehrt, sondern feuchtet die Erde und macht sie fruchtbar und läßt wachsen, daß sie gibt Samen, zu säen, und Brot, zu essen, so soll das Wort, das aus meinem Munde geht, auch sein: Es wird nicht wieder leer zu mir zurückkommen, sondern wird tun, was mir gefällt, und ihm wird gelingen, wozu ich es sende.« Das Wort Gottes wird damit gleich dem Odem als lebensspendende Kraftquelle für den Menschen geschildert.

Von diesem biblischen Befund her sind sowohl der Odem als auch das Wort Gaben Gottes, die den Menschen erfüllen und am Leben erhalten. Mit der Rhythmisierung des Atmens und dem richtigen Umgang mit der Lebenskraft ver-

bunden ist das Bewußtsein, daß mit jedem Atemzug der Odem Gottes neu belebt und gestärkt wird und Gottes Gegenwart ständig wahrgenommen werden kann. Umgekehrt ist kein volles Leben möglich ohne das Wort Gottes, dem sich der Mensch öffnen und dem er stillehalten kann: Das bewußte Achten auf den Atem, die Konzentration auf das Einatmen geht einher mit dem Hören auf Gottes Wort, das durch den Menschen hindurch Gestalt gewinnen will.
Michaëlle beschreibt den Pranayama vom christlichen Zugang her und verbindet ihn mit dem Gebet. »Der Atemrhythmus ist wirklich ein wunderbarer Schlüssel, der den Weg zur inneren Ruhe öffnet. Durch regelmäßiges Atmen gelangen wir zu einem inneren Frieden, der die geistigen Erregungen neutralisiert, die Körperkräfte in Ordnung bringt und uns gegebenenfalls in einen regenerierenden Schlaf versenkt. Bleiben wir aber wach, dann kann die regelmäßige Atmung zur Meditation und zum Gebet führen. Die Augen sind auf natürliche Weise geschlossen, der Geist folgt dem Geräusch der Atmung und bleibt dort. Wir befinden uns in Kontakt mit der ganzen Schöpfung. Die Wirkung der Gnade und das Gebet überkommen uns ganz spontan. Wie könnte auch ein Christ von diesem Rhythmus des Lebens unberührt bleiben, diesem göttlichen Geschenk, das uns bei jedem Atemzug durchdringt und uns die wichtigste und ursprüngliche Nahrung bringt. Jeder Atemzug sollte als der erste von der Liebe des Vaters eingeblasene Hauch erlebt werden. Lassen wir uns von diesem Hauch wiegen, lassen wir uns von diesem totalen Frieden durchdringen, fühlen wir ihn mit jeder Zelle unseres Körpers. Bald werden Sie das Gefühl haben, von der göttlichen Hand geführt zu werden, die den ersten Menschen bildete und ihm das Leben gab.«[28]
In einem Gebet, das sie mit ›Atem und Gebet‹ überschreibt, verbindet Michaëlle Pranayama und christliches Gebet auf meditative Weise und findet bereits auf dieser Stufe zu einer gewissen Harmonie, die vom Frieden Gottes ausgeht und Körper, Seele und Geist erfaßt:

»Ich konzentriere mich auf mein Herz:
Herr,
reinige mich!
Herr,
reinige mich!
Herr, reinige mich von allen unreinen Gedanken.
Mache mich würdig, Dir zu nahen, Dich zu schauen,
Dein Antlitz in meinem Herzen zu spüren:
Dein Antlitz der unendlichen Güte,
Dein Antlitz des Hingerichteten,
Dein Antlitz der Reinheit,
Dein Antlitz der Verzeihung,
Dein Antlitz der Liebe,
Dein Antlitz der Hoffnung,
und, gestärkt von Deinem vielfältigen Antlitz in meinem
Herzen,
bin ich bereit,
die göttliche Prägung zu empfangen
vom Heiligen Geist,
der plötzlich eindringt
in alle Zellen meines Leibes,
der erbebt in Glut
und in der reinen Freude, Dich endlich wiedergefunden
zu haben.
Ich fühle mich demütig, sehr demütig,
wie die ärmste aller Deiner Kreaturen,
ich weiß, wie klein ich bin,
und dennoch, Herr Jesus,
mit Deiner Hilfe,
und Deinen Schritten folgend
und Deinem Licht, gelingt es mir,
den Berg der Seligkeiten zu ersteigen.«[29]

Einen Anknüpfungspunkt an den Yoga und vor allem an den Pranayama haben im 14. Jh. die Hesychasten[30] gewonnen. Sie beziehen sich auf Joh. Hesychastes, der im 6. Jh. gelebt und großen Wert auf die Beschaulichkeit gelegt hat. Der Hesychasmus kennt eine Gebetsweise, die eng mit der

Atmung verbunden ist. Eliade zitiert das Wesentliche der hesychastischen Gebetsmethode: »Diese enthält eine zweifache Übung, die Nabelschau und die endlose Wiederholung des Jesus-Gebetes: ›Herr Jesus Christus, Sohn Gottes, habe Erbarmen mit mir!‹ Man setze sich im Dunkeln hin, neige den Kopf, richte die Augen auf die Mitte des Bauches, anders ausgedrückt den Nabel, suche dort den Ort des Herzens zu entdecken, wiederhole diese Übung unermüdlich und begleite sie immer mit derselben Anrufung gemäß dem Rhythmus der Atmung, die soweit als möglich verlangsamt ist, und wenn man Tag und Nacht in diesem inneren Gebet verharrt, wird man am Ende finden, was man suchte, nämlich den Ort des Herzens und damit alle Art Wunder und Erkenntnisse.«[31]

Von dem ersten sicher datierbaren Zeugen für das mit der Atemtechnik verbundene Jesusgebet, Nikephoros dem Einsiedler aus der 2. Hälte des 13. Jh., erfahren wir weitere wesentliche Aspekte des yogischen Jesusgebets:

»Für dich, wie ich dir gesagt habe, setze dich hin, sammle deinen Geist, führe ihn – deinen Geist – in die Nasenlöcher ein; dies ist der Weg, den der Geist benützt, um zum Herzen zu gelangen. Dränge, zwinge ihn, in dein Herz hinabzusteigen zugleich mit der eingeatmeten Luft. Wenn er dort ist, wirst du sehen, welche Freude darauf folgt; du wirst nichts zu bereuen haben. Wie der Mann, der nach einer Abwesenheit nach Hause zurückkehrt, die Freude über das Antreffen seiner Frau und seiner Kinder nicht zurückhält, so strömt der Geist, wenn er sich mit der Seele vereinigt hat, über von Freude und unaussprechlichen Wonnen. Mein Bruder, gewöhne doch deinen Geist, daß er nicht allzu schnell wieder aus ihr heraustritt. Am Anfang fehlt es – gelinde gesagt – an Eifer für dieses Einschließen und Zurückdrängen im Inneren. Doch sowie er einmal die Gewohnheit angenommen hat, wird er draußen keinerlei Freude mehr verspüren. Denn ›das Reich Gottes ist in uns‹ und für den, welcher darauf seine Blicke richtet und es mit reinem Gebet verfolgt, wird die ganze äußere Welt feil und verächtlich.«[32]

Diese Weise des Jesusgebets zeigt, wie vertraut die christlich mönchische Tradition mit der yogischen Methode ist. Denn das asketische Leben fordert geradezu Methoden, um den Menschen auf kontemplatives Leben vorzubereiten und ihn darin zu halten. Wenn wir vom christlichen Yoga reden, so brauchen wir nicht nur nach Indien zu gehen, wo der Yoga am ausgeprägtesten und vielfältigsten als Methode angewandt wird, sondern finden ihn in unserer eigenen christlichen Tradition vergangener Jahrhunderte oder bei anderen christlichen Konfessionen, vor allem bei solchen, die die mönchische Tradition kennen und pflegen. Das yogische Erbe ist auch im Christentum vorhanden, wenn auch mancherorts verschüttet oder aus Unkenntnis diskriminiert. Bischof Sundaresan bezeichnet ›Asana und Pranayama‹ als »effektive Werkzeuge in der Erneuerung des Geistes und der Veränderung des Selbst (Röm 12,2). Die Fähigkeiten des Geistes und des Körpers sind Gaben Gottes, die in der Persönlichkeit schlummern. Im Yoga werden sie der Beherrschung, der systematischen und kontrollierten Entwicklung unterworfen, die es dann ermöglichen, das geistige Wachstum des Menschen zu unterstützen. Die Frage kommt natürlich auf: Warum ist es so wichtig, die Atmung zu disziplinieren? Warum kann sie nicht auf natürliche Weise erfolgen? Die verschiedenen Umweltbelastungen, die den Menschen beeinträchtigen, haben zu der Entwicklung verschiedener ungesunder Angewohnheiten geführt. Die Disziplinierung der Atmung ermöglicht dem Geist, zur Ruhe zu kommen. Die vollkommene Ruhigstellung und die Bereitschaft, auf den Herrn zu warten, wird dem Menschen erleichtert. Durch die Schulung der Atmung wird die Fähigkeit des Menschen entwickelt, seine Aufmerksamkeit in beträchtlicher Weise zu erhöhen, ohne sich dadurch in Spannung zu versetzen.«[33]

Sowohl für Asana wie für Pranayama gilt, daß keine verkrampften Sitzhaltungen oder komplizierten Atemtechniken gefordert werden. Vielmehr sind bei beiden Stufen – wie auch bei allen übrigen – ein entspannter Körper, eine lautere Gesinnung und die Reinheit des Herzens entscheidend: »Selig sind, die reinen Herzens sind; denn sie werden Gott schauen.« (Matth. 5,8). Bei Asana kommt es auf den festen und bequemen Sitz an, bei Pranayama auf die gelöste und entspannte Atmung. Eine solche Atmung wird von selbst ruhiger, langsamer und tiefer. Yoga ist nicht durch äußere Leistung gekennzeichnet, sondern durch innere Lösung.

5. Pratyahara, ›das Zurückziehen (der Sinnesorgane von Sinnesobjekten)‹

Mit Pratyahara kommen die fünf Außenglieder (bahiranga) des Yoga an ihr Ende. Sie werden deshalb Außenglieder genannt, weil sie Funktionen der Lebensbewegungen, des Ichs sind, die mit der äußeren Welt in Verbindung stehen. Die übrigen drei Stufen werden Innenglieder (antaranga) genannt. Sie beziehen sich ausschließlich auf Gegenstände und Lebensbewegungen der inneren Welt. Damit ist auch eine Einteilung gefunden, die ein Fortschreiten von außen nach innen beschreibt, eine Stufenfolge, die ebenmäßig nach innen führt. Die Übergänge von einer Stufe zur anderen sind fließend, und die jeweilige Übung wächst aus der vorausgehenden hervor und mündet in die nachfolgende ein.
Die fünfte Stufe des achtgliedrigen Yoga wird mit Pratyahara bezeichnet. Dieser Begriff kommt von der Wurzel har ›halten, tragen, bringen; wegnehmen, abtrennen‹, mit den Vorsilben ā, ›heran‹, und prati, ›gegen, zu‹, und bedeutet das ›Zurückziehen (der Sinnesorgane von Sinnesobjekten)‹. Die Wahrnehmungssinne werden so vollständig von den zu ihnen gehörenden Wahrnehmungsgegenständen abgezogen, daß sie ihre Tätigkeit einstellen und völlig zur Ruhe kommen. Von diesem Vorgang her umschreibt Eliade Pratyahara als die »Fähigkeit, die Empfindungstätigkeit aus der Gewalt der äußeren Objekte zu befreien«.[34] Statt daß sich die Sinne auf die Objekte richten, bleiben sie in sich selbst.

Dabei verliert das Bewußtsein bzw. der Intellekt keinesfalls die Eigenschaft, Vorstellungen zu haben. Die Objekte werden nicht mehr durch die Sinnesorgane wahrgenommen, sondern in der Kontemplation erlangt. Damit erkennt der Übende alle Dinge so, wie sie sind. Dies ist die Weisheit des Yogi. Aus Pratyahara erwächst die Fähigkeit, das ganze Denken auf einen einzigen Punkt zu richten. So schreibt C. S. Sundaresan: »Der Yogi sollte fähig sein, willentlich die Einstellung der Sinnesfunktionen anzuordnen und sie so zu lenken, daß sie bewußt eine Auswahl treffen. Die Schulung und Kontrollierung der Sinne bereitet den Geist für die Entwicklung auf die Konzentration vor.«[35]

Weiss beschreibt die Pratyahara auf verständliche Weise und weist darauf hin, daß das Zurückziehen eines jeden Sinnes bereits eine ganze meditative Übung ist. Denn schon das Lösen eines einzigen Sinnes von der Außenwelt kann zum citta-vrtta-nirodha führen, also zum Zur-Ruhe-Kommen des Geistes.[36]

Pratyahara bewahrt die Gedanken davor, umherzuschweifen, und führt sie zur Fähigkeit, »nur noch einen bestimmten Gedanken«, wie Weiss sagt, festzuhalten. Damit werden wir in die Aussagen der Verhaltensanweisungen in den Briefen des Neuen Testaments geführt, z. B. Galater 5,16–26. Diese Anweisungen sind zusammengefaßt in dem Vers: »Wenn wir im Geist leben, so laßt uns auch im Geist wandeln.« (Gal. 5,25). Hier wird deutlich, was christlicher Pratyahara ist, nämlich das Abziehen der Sinnesorgane von den Sinnesobjekten und das Festhalten des einzigen Gedankens im und durch den Heiligen Geist: Jesus Christus.

In diesen Zusammenhang gehört auch die Weisheitsliteratur mit ihren Anweisungen zum Leben: »Des Herrn Furcht ist der Anfang der Erkenntnis.« (Spr. 1,7). Und wiederum gilt auch: »So spricht der Herr: Ein Weiser rühme sich nicht seiner Weisheit, ein Starker rühme sich nicht seiner Stärke, ein Reicher rühme sich nicht seines Reichtums. Sondern wer sich rühmen will, der rühme sich dessen, daß er klug sei und mich kenne, daß ich der Herr bin.« (Jer. 9,22f.).

So sehr die Weisheit der Schlüssel zum göttlichen Licht ist, so sehr ist sie auch ein Geheimnis, das stets in Gottes Verfügbarkeit bleibt. Selbst der Satan hatte die Möglichkeit, die Weisheit zu ergreifen und ins göttliche Licht zu finden, hätte er es nicht vorgezogen, von Gott unabhängig und sein eigener Schöpfer und Macher sein zu wollen. Johann Michael Hahn beschreibt den Vorgang des Festhaltens des göttlichen Lichtes aufgrund der Weisheit sehr schön:

»Weil nun Satan ein Geschöpf war, und die Gottheit ihr Licht, ihren Schein und Glanz als die Weisheit in ihn ergoß, und weil die Weisheit als eine schöne Braut in ihn und alle seine Kräfte hinein leuchtete, und er ein Licht vom Urlicht war; so hätte er als ein Geschöpf nur die Braut, die Weisheit als den Glanz der Gottheit lieben sollen im Gemüthe. Denn in seinem Gemüth leuchtete die Weisheit, als der Glanz Gottes; darin hätte er sich sollen sanft fühlen, so auch schön sehen, lieblich hören, angenehm riechen, und erquicklich schmecken. Das macht zusammen als die inneren fünf Sinne das Gemüth aus. Dieweil nun aber das Gemüth etwas Vergnügliches haben muß, so hatte Lucifer in seinem Gemüth den Glanz des göttlichen Lichts, die Weisheit. In dieser hätte er alle seine Gemüthskräfte sehen, erkennen und verstehen und also in dem reinen Element bleiben sollen, und das süße Lebenswasser, das durch die Weisheit siebenartig wird im Ausgang des Lebensgeistes aus dem Wort, hätte er genießen sollen. Dieses Lebenswasser hätte ihm die Braut, die Weisheit, der Glanz des göttlichen Lichts, immer geboren und gegeben zur Nahrung und zum Wirken in alle seine Kräfte. In der Weisheit sollte er ein Licht geblieben seyn, und sein Lebens- und Kräftefeuer in ihrem Lichtsglanze temperiert und gesänftigt haben, so wäre Alles gut geblieben. VIII. I. 18.«[37]

Pratyahara im christlichen Sinn bedeutet das Zurückziehen der Sinne von den Objekten und Hinwendung zu dem einzigen Licht, in dem der Mensch zum vollen Leben findet.

6. *Dharana, ›das Festhalten‹*

Samyama

Mit Dharana beginnen die letzten drei Stufen des achtgliedrigen Yogaweges. Sie werden auch mit dem Sammelnamen Samyama bezeichnet und umfassen Dharana, Dhyana und Samadhi.

Im Yoga-Sutra heißt es: »Die Dreiheit (der letztgenannten ›Glieder‹ des Yoga) bilden zusammen die Gesamtzügelung. Durch deren Meisterung entsteht Erkenntnisschau. Sie vollzieht sich stufenweise in den verschiedenen Bereichen der ›seelischen Welt‹.«[38]

Samyama kommt von der Wurzel yam, ›zügeln‹, mit der Vorsilbe sam, ›zusammen‹, und bedeutet die ›völlige Zügelung‹. In der näheren Bestimmung von Samyama wird deutlich, daß der Yoga eine ›freie und selbstständige Durchbildung des ganzen Menschen‹ zum Ziel hat. Zum Yoga gehören: Ergriffensein in seinem Herzen von der Wirklichkeit und Wahrheit, das ganze Herz dransetzen, innere Vollmacht, richtiges Erinnern, klares Besinnen, völlige Einfaltung und klare Schau. Wer in seinem ganzen Wesen zur völligen Sammlung gelangt ist, erreicht die Erkenntnis der Unterscheidung, in der alle Dinge so erkannt werden, wie sie sind.

Der christliche Samyama, der christliche Glaubensweg zur Vollkommenheit geht von dem Wort der Bergpredigt aus: »Darum sollt ihr vollkommen sein, wie euer Vater im Himmel vollkommen ist« (Matth. 5,48) und stützt sich auf weitere Aussagen des Neuen Testaments, von denen einige wenige angeführt seien: »Die aber fleischlich sind, können Gott nicht gefallen. Ihr aber seid nicht fleischlich, sondern geistlich, wenn denn Gottes Geist in euch wohnt. Wer aber Christi Geist nicht hat, der ist nicht sein.« (Röm. 8,8f.). Paulus sagt von sich: »Ich lebe, doch nun nicht ich, sondern Christus lebt in mir« (Gal. 2,20), und ergänzt diese vom Bekenntnis getragene Aussage: »schaffet, daß ihr selig werdet, mit Furcht und Zittern.« (Phil. 2,12).

Die Hirtenrede Jesu schließt mit den Versen: »Meine Schafe hören meine Stimme, und ich kenne sie, und sie folgen mir; und ich gebe ihnen das ewige Leben, und sie werden nimmermehr umkommen, und niemand wird sie aus meiner Hand reißen. Mein Vater, der mir sie gegeben hat, ist größer als alles, und niemand kann sie aus des Vaters Hand reißen. Ich und der Vater sind eins.« (Joh. 10,27–30).
Somit erhält der Samyama eine neue, die christliche Grundlage und das in Christus gegebene Ziel: das Leben in ihm. Wer in seinem Herzen von der Wirklichkeit und Wahrheit, das heißt von Jesus Christus ergriffen ist, lebt den Samyama gleich dem Mystiker, der den über das Evangelium einwohnenden Christus in sich findet. So schreibt Meister Eckehart:
»In diesem Worte spricht der Vater meinen und deinen und eines jeglichen Menschen Geist als demselben Worte gleich. In demselben Sprechen bist du und ich ein natürlicher Sohn Gottes als dasselbe Wort. Denn, wie ich vorhin sagte, erkennt der Vater nichts als dieses selbe Wort und sich selbst und die ganze göttliche Natur und alle Dinge in diesem selben Worte, und alles, was er darin erkennt, das ist dem Worte gleich und ist dasselbe Wort naturhaft in der Wahrheit. . . Hier habe ich ewiglich geruht und geschlafen in der verborgenen Erkenntnis des ewigen Vaters, innebleibend unausgesprochen. Aus dieser Lauterkeit hat er mich ewiglich geboren als seinen eingeborenen Sohn in das Ebenbild seiner ewigen Vaterschaft, auf daß ich Vater sei und den gebäre, von dem ich geboren bin . . . Ja, wer in diesem Lichte ein Stück Holz ansähe, es würde zu einem Engel und würde vernunftbegabt und nicht nur vernunftbegabt, es würde zu reiner Vernunft in der ersten Lauterkeit, die da eine Fülle aller Lauterkeit ist. So tut's Gott: Er gebiert seinen eingeborenen Sohn in das Höchste der Seele. Im gleichen Zuge, da er seinen eingeborenen Sohn in mich gebiert, gebäre ich ihn zurück in den Vater.«[39]
In diesem letzten Satz liegt die Quintessenz von Eckeharts Erkenntnis, daß »ich Vater werde und den gebäre, von dem ich geboren bin.« Dieses Geheimnis, dieses Etwas, dieses

Licht zu ergründen und trotz seiner Unaussprechlichkeit in Worte zu fassen, setzt Eckehart immer wieder neu zu den kühnsten Formulierungen an. Um dieses Licht zu entdekken und hervorzubringen, bedarf es harter Anstrengung, bis der Kern freigelegt ist:

»Und darum sage ich abermals, wie ich vorhin schon sagte: Kein Mensch hier ist so grobsinnig, so verständnislos und so untüchtig dazu, vermag er nur seinen Willen durch die Gnade Gottes lauterlich und ganz mit dem Willen Gottes zu vereinen, so braucht er in seinem Verlangen nur zu sprechen: ›Herr, weise mir deinen liebsten Willen, und stärke mich, den zu tun!‹, und Gott tut es so gewiß, wie er lebt, und Gott gibt ihm in ebenso reichlicher Fülle in jeder Weise vollkommen, wie er's nur irgend diesem Weibe gab. Seht, dies kann der Grobsinnigste und der Geringste unter euch allen von Gott empfangen, noch ehe er heute aus dieser Kirche kommt, ja, noch ehe ich heute zu Ende predige, in voller Wahrheit und so gewiß, wie Gott lebt und ich Mensch bin! Und darum sage ich: Erschrecket nicht! diese Freude ist euch nicht fern, wollt ihr sie nur verständig suchen.«[40]

Wer meint, auf dem Weg seine Hände in den Schoß legen zu können, dem versichert Eckehart: »Man soll laufen in den Frieden, man soll nicht anfangen im Frieden, d. h. die innere Ruhe und Ausgeglichenheit kann nur das Ergebnis eines beständigen Ringens bis zur völligen Selbstbeherrschung sein, so wie die Beherrschung einer Kunst, der Kunst des Schreibens oder Geigenspiels etwa, die schließlich wie von selbst und ohne bewußt gedächtnismäßige Kontrolle vom Künstler ausgeführt wird, nur die Frucht sauren und fleißigen Übens sein kann.«[41]

Dabei geht Eckehart davon aus, daß die Menschen verschieden sind und viele Methoden befolgen können, um zur Vollkommenheit zu gelangen.

»Was den neuen Menschen, den Gerechten kennzeichnet, ist nicht die äußere Weise, sondern die innere Haltung, die Gesinnung, die durch ausdauerndste Übung errungene innere Zucht und Ordnung, die durch kein Chaos mehr zerstreut und zerstört werden kann. Dieser recht gerichtete neue Adam kennt die innere Unsicherheit und Bedenklichkeit des Ungeübten nicht mehr.«[42]

Meister Eckehart drückt für den christlichen Bereich das aus, was der Yogi im Samyama und dessen höchster Stufe, dem Samadhi, erkennt und erfährt, ja, noch mehr, der christliche Mystiker ist im Einssein mit Christus hinausgeschritten über das, was das Selbst oder ein neutrales Höchstes ist, und erfährt bei allem Geheimnis das Wesen Gottes: die Ebenbildlichkeit:

»Ich habe zu Zeiten gesagt, es sei eine ›Kraft im Geiste, die sei allein frei‹. Zu Zeiten habe ich gesagt, es sei eine ›Wache des Geistes‹; zu Zeiten habe ich gesagt, es sei ein ›Licht des Geistes‹; zu Zeiten habe ich gesagt, es sei ein ›kleiner Funke‹. Ich sage aber jetzt: es ist weder dies noch das. Dennoch ist es ein Etwas, das höher über dies und das erhaben ist als der Himmel über die Erde. Darum nenne ich es jetzt auf eine edlere Weise, als ich es je genannt habe; und es straft auch noch diese ›Edle‹ und ›Weise‹ Lügen und ist über sie erhaben. Es ist von allen Namen frei und von allen Formen bloß, ledig und ganz und gar frei, wie Gott ledig und frei ist in sich selber. Es ist so gänzlich eins und einfach, wie Gott eins und einfach ist, so daß man auf keine Weise da hinein zu schauen vermag.

Dieselbe Kraft, von der ich gesprochen habe, in welcher Gott mit aller seiner Gottheit blüht und grünt und der Geist in Gott: in dieser selben Kraft gebiert der Vater seinen eingeborenen Sohn so wahr wie in ihm selber, weil er in Wahrheit lebt in dieser Kraft, und der Geist gebiert mit dem Vater denselben eingeborenen Sohn und sich selber als denselben Sohn und ist derselbe Sohn in diesem Lichte und ist das Wahrsein. – Könntet ihr es fassen mit meinem Herzen, ihr verstündet es wohl, was ich hier spreche; denn es ist wahr und die Wahrheit spricht es selber! – Doch seht nun und faßt es: so eins und einfältig, erhaben über alle Weise, ist dies ›Burgstädtchen‹, von dem ich zu euch rede und das ich meine: jene Burg in der Seele . . . Seht: sofern er nun eins ist und einfach, so kommt er in das Eine, welches ich heiße eine Burg in der Seele, und anders kommt er auf keine Weise da hinein. So indessen kommt er hinein und ist hierinnen. Mit diesem Teile ist die Seele Gott gleich und anders nicht. Was ich euch gesagt habe, ist wahr: dafür setze ich die Wahrheit als Zeugen ein und gebe euch meine Seele zum Pfande. Daß wir in diesem Sinne eine ›Burg‹ seien, in der Jesus ›aufgehe‹ und empfangen werde und ewig in uns bleibe in der Weise, wie ich es gesagt habe, dazu helfe uns Gott! Amen.«[43]

DHARANA

Der Anfang des Samyama und gleichzeitig die sechste Stufe des achtgliedrigen Yoga ist die Dharana. Dharana kommt von der Wurzel dhar, ›tragen, halten‹, und bedeutet ›Festhalten‹ eines Gegenstandes, auf den sich die ganze Aufmerksamkeit richtet. Patanjali definiert Dharana mit Konzentration, bei der sich die Seele auf einen Betrachtungsbereich festlegt. Er stimmt damit mit einem älteren Text überein: »die Sinne und alle Funktionen der inneren Welt sollen auf einen Gegenstand gerichtet werden, der damit fest in das innere Blickfeld tritt und den auch alle Gemütsregungen umfassen.«[44]

Dharana wird durch die vorauslaufenden Stufen, Pratyahara und Pranayama, vorbereitet, denn durch die Rhythmisierung und Kontrolle der Atmung zerreißt der Schleier der Finsternis, und der Intellekt bzw. das Bewußtsein wird zur Konzentration fähig. H. Weiss beschreibt den Vorgang der Dharana so:

»›Dharana‹ bedeutet Konzentration. Konzentration ist das Festbinden des Bewußtseins an einen Punkt. Unter Bewußtsein ist dabei nicht etwa die ganze Fülle unserer sinnlichen Wahrnehmungen zu verstehen, sondern das reine, von allen Ablenkungen befreite Bewußtsein. Hier wird besonders deutlich, wie stark die einzelnen Glieder des Yoga-Weges miteinander verzahnt sind. Werden die Sinne noch abgelenkt, dann schweift auch das Bewußtsein noch umher. Es ist dann nicht möglich, die Kraft der Gedanken dauerhaft auf einen einzigen Punkt zu lenken. Werden die Strahlen des Bewußtseins jedoch gereinigt nach innen gerichtet, so verdichtet sich ihre Kraft gleichsam wie in einem Brennpunkt. Erst dies ermöglicht es, den in diesen Brennpunkt gerückten Meditationsgegenstand durchdringend zu erfassen.«[45]

Wunderli führt in seiner Bestimmung von Dharana weitere Gesichtspunkte ein:

»Wird Konzentration im Yoga, als Vorübung zur eigentlichen Meditation, geübt, versucht man oft, die Gedanken auf einen bestimmten Punkt hin zu sammeln. Gewiß entspricht dies wörtlich der Empfehlung in den Yoga-Sutren, und gewiß braucht es viel innere Disziplin, um etwa eine Viertelstunde oder länger am selben Ort sitzend zu üben. Aber je mehr ich mir den Sinn des Übens vergegenwärtige, desto mehr bin ich davon überzeugt, daß die Quintessenz der Yoga-Konzentration nicht im gewaltsamen Beherrschen der Sinne und Gedanken liegt, sondern wiederum im entspannten Gehenlassen. Man verstehe dies nicht falsch: denn niemals kann damit eine faule Schlappheit gemeint sein. Pratyahara und Dharana erfordern einen immensen inneren Aufwand, eine hellklare Wachheit und vor allem eine bestürzende Bereitschaft, alles – zuerst und zuletzt sich selber – aufzugeben. . . Die Aufgabe besteht nämlich nicht darin, die anderen Gedanken bis auf den einen – welcher das Konzentrations- bzw. Meditationsobjekt zum Gegenstand hat – zu vernichten, sondern von dem einen Gedanken so erfüllt zu sein, daß alle andern von selbst schweigen. Dazu muß ich von mir, von meinem Ego loslassen, muß frei und leer werden, damit der eine Gedanke die ganze Fülle beanspruchen kann. Der Unterschied zwischen den beiden Arten der Konzentration, der willentlich-erzwingenden und derjenigen, die sich aus der Selbsthingabe und dem Loslassen von sich selbst ergibt, kann äußerlich gering erscheinen, ist aber in Wahrheit gewaltig.«[46]

Die Meditation über geistige Empfindungen führt über Dharana hinaus hinein in Dhyana. Hier wird deutlich, wie fließend die Übergänge zwischen den einzelnen Stufen des

Yoga sind und wie vor allem Dharana, Dhyana und Samadhi im Samyama eine Einheit bilden können. Bei der Meditation geistiger Empfindungen spielt der Körper nur noch eine untergeordnete Rolle. Hartmut Weiss gibt als Beispiele zur geistigen Meditation die Begriffe Klarheit, Liebe und Frieden. Er stellt fest: »Die Meditation von Gefühlen führt über die körperlichen Empfindungen zu geistigen Inhalten und damit in höhere Meditationsstufen. Sie setzt Meditationstechnik und eine von ethischen Werten erfüllte Grundeinstellung voraus. In ihren Endstufen nähert sie sich bereits dem großen Yoga-Ziel.«[47]

Zur Erklärung von Dharana im christlichen Bereich können mehrere Stellen aus dem Alten und Neuen Testament angeführt werden: »Denn so spricht Gott der Herr, der Heilige Israels: Wenn ihr umkehrtet und stille bliebet, so würde euch geholfen; durch Stillesein und Hoffen würdet ihr stark sein.« (Jes. 30,15).

Dieser Vers knüpft unmittelbar an das Geschehnis des Auszuges des Volkes Israel aus Ägypten an: »Der Herr wird für euch streiten, und ihr werdet stille sein.« (Ex. 14,14). Dies beinhaltet, daß der Mensch alles fahren läßt, alles Können, allen Besitz, alle Macht, alle Stärke, alle Berechnung und Überlegung, und daß die ganze Konzentration allein auf Gott, dem Lebendigen, der in der Geschichte handelt, ruht. Das bedingungslose Sich-Fallen-Lassen in Gottes Hände führt den Menschen weg von allen Bindungen an die Werte dieser Welt und läßt ihn allein in Gott ruhen. Ähnlich ist die Aussage des Paulus zu verstehen, wenn er von sich sagt: »Ja, ich erachte es noch alles für Schaden gegenüber der überschwenglichen Erkenntnis Christi Jesu, meines Herrn. Um seinetwillen ist mir das alles ein Schaden geworden, und ich erachte es für Dreck, damit ich Christus gewinne und in ihm gefunden werde, daß ich nicht habe meine Gerechtigkeit, die aus dem Gesetz kommt, sondern die durch den Glauben an Christus kommt, nämlich die Gerechtigkeit, die von Gott dem Glauben zugerechnet wird.« (Phil. 3,8f.).

Paulus läßt alles hinter sich, um Christus zu gewinnen – in

Christus findet er die Gerechtigkeit Gottes aufgrund des Glaubens. Somit ist Dharana im christlichen Yoga die alleinige Konzentation auf Jesus Christus, der sich durch sein Wort ins Herz einsenkt. Wer Gott erfahren will, kann dies nur in der Stille des Herzens, das sich von allen äußeren Dingen abkehrt. Meister Eckehart ist sich mit Augustinus darin einig: »Das Licht, das Gott ist, das hat keinerlei Beimischung; es fällt keinerlei Beimischung hinein. Es war ein Zeichen dafür, daß er das wahre Licht sah, das da Nichts ist. Mit dem Lichte meint er nichts anderes, als daß er mit offenen Augen nichts sah. Damit daß er nichts sah, sah er das göttliche Nichts. Sankt Augustinus spricht: Als er nichts sah, da sah er Gott. Sankt Paulus sagt: Wer sonst nichts sieht und blind ist, der sieht Gott. Daher sagt Sankt Augustinus: Da Gott ein wahres Licht ist und für die Seele ein Halt und ihr näher ist als die Seele sich selbst, so muß es notwendig so sein, daß, wenn die Seele von allen gewordenen Dingen abgekehrt ist, Gott in ihr glänzt und strahlt.«[48]

7. Dhyana, ›das Nachsinnen‹

Die siebte und vorletzte Sufe des achtgliedrigen Yoga-Weges wird Dhyana genannt. Dhyana kommt von der Wurzel dhi, einer Kurzform von dhya und bedeutet ›(im Geist) heransetzen‹, sich einen Gegenstand so vorsetzen, daß er von innen her betrachtet werden kann, also ›sinnen über, nachsinnen‹. Das Substantiv Dhyana bezeichnet damit den Vorgang des Nachsinnens, d. h. sich sinnend in einen Gegenstand vertiefen und ihn von innen her betrachten. Dhyana ist nicht nur ein logisch-rationaler Vorgang, sondern ebenso eine bestimmte Gemütshaltung. Der Meditierende setzt sich ein Objekt so vor, daß er es von allen Seiten betrachten und sein Wesen von innen her erfassen kann. Damit wird das Objekt in seinem Wesenskern und in allen seinen Aspekten erfaßt. Dabei stellt sich die Einheit des

Objekts mit dem Nachsinnenden ein und führt somit hinüber in den Samadhi. Verbunden ist dieses Nachsinnen mit einem Lichterlebnis. Hauer beschreibt Dhyana so: In Dhyana werden »Weisheitslehren von höchster Bedeutung, werden seelisch-geistige Lebensbewegungen, wie Freundschaft mit allen Wesen, Tiefenschau in Gesetzhaftigkeiten des Seelisch-Geistigen usw. von den nach Erkenntnis Strebenden wachen Geistes betrachtet, in allen ihren Beziehungen erwogen, in den Zusammenhang mit letzthintragender und schöpferischer Realität gebracht, in die sich der Betrachtende selbst einbezogen weiß. Diese Betrachtung dringt durch bis das Wesen des Betrachteten erfaßt ist. Je mehr dies geschieht, desto mehr wird der Betrachtende vom Gegenstand seiner Betrachtung zentral ergriffen und schöpferisch bewegt, bis er ganz und gar in diese Wirklichkeit eingeht.«[49]

Schon in den ältesten Upanischaden ist vom ›Lotus des Herzens‹ als dem ›inneren Licht‹ die Rede. Dieses ›Licht des Herzens‹ hat dann viele weitere meditative Texte der indischen Religionen beeinflußt. In einem Kommentar zu Yoga-Sutra 1,36 heißt es über den Lotus des Herzens: Er hat acht Blumenblätter und befindet sich mit dem Kopf nach unten zwischen Bauch und Brust; man muß ihn umdrehen, so daß der Kopf oben ist, indem man den Atem anhält und den Intellekt auf ihn richtet. Im Zentrum findet sich die Sonnenscheibe und der Buchstabe A, und dort ist der Sitz des wachen Zustandes. Darüber befindet sich die Mondscheibe mit dem Buchstaben U; das ist der Sitz des Schlafes. Noch höher ist der ›Feuerkreis‹ mit dem Buchstaben M, der Sitz des tiefen Schlafes. Noch über diesem befindet sich der ›höchste Kreis, dessen Wesen Luft ist‹; das ist der Sitz des vierten Zustandes. In dieser Fruchthülle des Lotus liegt der Nerv des Höchsten, nach oben gerichtet in den Sonnenkreis und die anderen Kreise mündend. Hier ist der Sitz des Bewußtseins. Wenn er sich genau auf diesen Punkt konzentriert, wird sich der Yogi des Bewußtseins bewußt.[50]

Dazu sei Johann Michael Hahn angeführt, der im Licht

nicht nur die erste Grundkraft, sondern auch das Verbindungsglied zwischen Himmel und Erde wie auch zwischen Mensch und Gott sieht – als die Leuchte des Lebens. Immer wieder spricht er auch vom ›Rad des Lebens‹:

»Gott wollte sich in dem chaotischen Raum zu einer andern Schöpfung bewegen, die er im Spiegel seiner Weisheit erblickt hatte. Er zog also mit der ewigen Anziehungskraft das Chaos zusammen und siehe, er selbst konnte als ein Licht von dem Angezogenen nicht gehalten, noch eingeschränkt werden; allein das Angezogene war Chaos im Umlauf der Kräfte des Schöpfungsrades, d. h. in den Eigenschaften der ewigen Natur. Die centralische Kraft dieser vereinigten Schöpfungsseele hat gefaßt das, was wir Erde nennen, in die Magia des Anziehens, als ein leidendes Theil; sie selbst aber ist derselben gegenüber gestanden mit andern Kräften als das Centrum der Wirksamkeit. Hier war nun das Chaos, mit einander genannt Himmel und Erde, ein Ganzes, aber noch unentwickeltes System. Im immer näheren Zusammenzug hat sich aus dem ungeformten Chaos der gefaßten Erde durch die Bewegung des ganzen Rades im bewegenden Sprechen des ewigen Worts, innig im Chaos, das Licht von der Finsterniß geschieden und dieses Licht ist das erste Licht, das Werk des ersten Tages, das Licht dieser chaotischen Naturseele. Dieses war die reinste und erste Offenbarung Gottes aus dem Chaos, und darum gränzet es, seinem Adel nach, am nächsten an das Unsichtbare. Ohne dieses Licht ist die äußere Welt eine, im ewigen Bande belebte, aber qualvolle Feuerseele, ein wirbelförmiger Umlauf von entzündeten Kräften, nicht nur ein- sondern mehrfacher Art. VI. Ps. 1101 f.

Da sich das Licht scheidet von der Finsterniß, scheidet sich's beide in Erde und Himmel, als in Mann und Weib, in Eine Tinktur, und haben's beide in sich, kann aber keines ohne das andere sein Licht erwecken. Syst. 81.

Es hat sich aber das Licht in ein Mittelding zwischen Himmel und Erde geschieden aus dem Chaos, und es scheidet sich beständig und ist nicht ferne und weit weg, und kommt dem elektrischen Feuer nahe und findet sein Oel im Rein-

element aus der Tinktur und ist gar ein edles und herrliches Ding. Denn es heißt: ›und Gott, der das Licht durch sein Sprechen ausgeboren hat, sahe, daß das Licht gut war und scheidete das Licht von der Finsterniß.‹ In uns Allen ist eine Leuchte des Lebens; wir haben alle eine Tinktur aus Herz und Hirn ausgehend und geht von uns doch nicht fort, ist und bleibt in uns und ist doch, wie die Sonne gegen der Erde ist, gegen unsern elementischen Leib. Syst. 81 f.
Dieses Licht hat Gott im ganzen Sonnensystem hervorgerufen und geschaffen, durch das Rad der ewigen Naturgeburt, aus einem Chaos bei der Scheidung und es ist dieses Licht noch durch das ganze System; aber die Sonne offenbart's, wie es der äußern Welt erträglich ist. Der Blitz offenbart's noch reiner; denn der ist das Reinste in der Natur, und nach ihm ist Paradies, Tinktur und Licht oder Lichttinktur und Paradies. (cfr. § 33. u. § 59.) Syst. 82.«[51]

Johann Michael Hahn verknüpft dieses Licht mit Jesus Christus:

»Wie Jesus, der HErr, der Geist, die Sonne der innern Welt, die Mittelsubstanz ist, durch welche sich Gott dem Glauben mittheilt, als Geist und Lebenswasser, als himmlisch Fleisch und Blut, gleichwie von ihm der heilige Geist ausgeht, also, daß wir Fleischmenschen in den Geist erhöhet werden und unsterblich und unverweslich seien, – also gehet aus der Sonne der spiritus mundi, der spiritus rector aus als ein Lebensmerkur, und gibt sich durch den Mond, welcher die in den Geist erhöhte Menschheit aus Maria vorstellt, als ein Merkurialwasser in Thau, Regen, Schnee und Schloßen. Und es ist die Sonne ein offener Punkt der Lichtwelt, und eine Mittelsubstanz, durch welche sich die Paradieswelt dem, was im Chaos geschaffen ist, natürlich und paradiesisch mittheilt. Syst. 77.«[52]

Jochen Klepper weiß ebenfalls um das Licht, in dem Gott wohnt. Aus ihm tritt er in die menschliche Nacht und stellt so die Einheit zwischen Gott und Mensch her, daß Gott Gott und Mensch Mensch bleibt:

»Gott wohnt in einem Lichte,
dem keiner nahen kann.
Von seinem Angesichte
trennt uns der Sünde Bann.
. . .
Und doch bleibt er nicht ferne,
ist jedem von uns nah.
. . .
Aus seinem Glanz und Lichte
tritt er in deine Nacht:
und alles wird zunichte,
was dir so bange macht.

Nun darft du in ihm leben
und bist nie mehr allein,
darfst in ihm atmen, weben,
und immer bei ihm sein.

Den keiner je gesehen,
noch künftig sehen kann,
will dir zur Seite gehen
und führt dich himmelan.«[53]

Das zu meditierende Objekt des christlichen Yogi ist das Wort Gottes, im besonderen das Evangelium von Jesus Christus. Dieses Wort von innen her betrachtet, d. h. von Jesus Christus her, wird in der Existenz des Menschen zum lebendigen Wort und steht als solches immer als das leuchtende Licht vor des Menschen innerem Auge. Dabei dringt der Dhyana-Übende immer tiefer in das Wesen Christi ein, ohne jedoch Christus selbst zu werden. Dieser bleibt der Herr nicht nur des leuchtenden Lichts, sondern auch der Existenz schlechthin. Diese Spannung des christlichen Yogi läßt sich nur als Geheimnis des Glaubens ausdrücken, obwohl es höher und tiefer in die Einheit mit der Wirklichkeit hineinführt als in die, die von den nicht-christlichen Yogis erfahren wird. Denn der lebendige Gott, der in Christus Mensch wurde und durch dessen Erhöhung vom Tode ins

Leben jedem als Lebenslicht nahe ist, umfaßt auch das Höchste, das brahman.
Dhyana läßt sich z. B. mit Johannes 1 erfahren. Das von diesen Stellen ausgehende Licht führt hinüber in den Samadhi, die höchste Stufe des achtgliedrigen Yoga: »Im Anfang war das Wort, und das Wort war bei Gott, und Gott war das Wort. Dasselbe war im Anfang bei Gott. Alle Dinge sind durch dasselbe gemacht, und ohne dasselbe ist nichts gemacht, was gemacht ist. In ihm war das Leben, und das Leben war das Licht der Menschen. Und das Licht scheint in der Finsternis, und die Finsternis hat's nicht ergriffen. . . Das war das wahre Licht, das alle Menschen erleuchtet, die in diese Welt kommen. Er war in der Welt, und die Welt ist durch ihn gemacht; aber die Welt erkannte ihn nicht. Er kam in sein Eigentum; und die Seinen nahmen ihn nicht auf. Wie viele ihn aber aufnahmen, denen gab er Macht, Gottes Kinder zu werden, denen, die an seinen Namen glauben, die nicht aus dem Blut noch aus dem Willen des Fleisches noch aus dem Willen eines Mannes, sondern von Gott geboren sind.« (Joh. 1,1–5.9–13).

8. Samadhi, ›die Einfaltung‹

Das achte Glied ist Samadhi. Dieses Wort leitet sich von der Wurzel dha, ›(Holz) zulegen, vereinigen, setzen, legen, stellen‹, ab mit den Vorsilben ā, ›heran, herbei‹, und sam, ›zusammen‹. Samadhi ist demnach die Zusammenfügung, in der alle Gegensätze aufgehoben sind und die Identifikation des Selbst mit dem Höchsten stattfindet. Hauer übersetzt Samadhi mit ›Einfaltung‹ und beschreibt den Sinn so: »Der Grundsinn ist also der, daß ein Getrenntes, ein Auseinandergefaltetes zu einer Einheit zusammengefügt wird oder zu einer Einheit zusammenfällt.«[54]
Indem Vivekananda den Unterschied zwischen dem tiefen Schlaf und Samadhi aufzeigt, erklärt er den Begriff Samadhi

auf anschauliche Weise: »Wenn jemand in tiefen Schlaf sinkt, gelangt er auf eine Ebene unterhalb des Bewußtseins. Sein Körper arbeitet die ganze Zeit, er atmet und bewegt sich vielleicht im Schlaf, ohne daß dies von einem Ichgefühl begleitet wäre. Der Schläfer ist sich dessen gar nicht bewußt, und wenn er aufwacht, ist er derselbe als der er einschlief. Die Summe der Erkenntnis blieb die gleiche wie vor dem Einschlafen, sie mehrt sich in keiner Weise. Ihm wird keine Erleuchtung zuteil. Wenn aber ein Mensch in samadhi eingeht, kommt er als Weiser daraus hervor, selbst wenn er als Narr hineinging.
Worin besteht der Unterschied? Aus dem einen Zustand geht ein Mensch als genau derselbe hervor, der er vorher war, und aus dem anderen Zustand geht ein Mensch hervor als Weiser, als Prophet, als Heiliger, dessen ganzes Wesen verwandelt und erleuchtet ist. Das sind die beiden Wirkungen. Da nun die Wirkungen verschieden sind, müssen es auch die Ursachen sein. Da diese Erleuchtung, in der ein Mensch aus samadhi zurückkehrt, etwas ungleich Höheres ist als das, was durch Bewußtlosigkeit gewonnen werden kann, oder ein viel Höheres als das, was durch Denken im Zustande des Wachbewußtseins gewonnen werden kann, muß es Überbewußtsein sein, und der Zustand des Überbewußten wird samadhi genannt.«[55]
Allerdings ist der dieser Unterscheidung folgende Schluß Vivekanandas nicht unbedingt nachvollziehbar, er verdeutlicht aber bereits sein Grundverständnis des Menschen.
Um zu dem, was unter Samadhi zu verstehen ist, vom Christlichen her einen Zugang zu finden, müssen wir uns weiter mit den christlichen Mystikern befassen. Im wesentlichen soll hier Johann Michael Hahn zu Wort kommen. Denn er beschreibt nicht nur die unvermittelt einsetzende Zentralschau auf überzeugende und klare Weise, sondern führt diese an allen Punkten und jederzeit auf Gott zurück, der in Jesus Christus die Herzenseinwohnung vollzieht.
Für Johann Michael Hahn ist und bleibt die Schau, die Samadhi, eine Gabe Gottes. An dieser Voraussetzung muß der Christ festhalten. Ja, an dieser Voraussetzung kann er

mit Freuden festhalten, da letztlich Gott für die Glückseligkeit des Menschen einsteht. Damit steht der Mensch auch im Samadhi in der Freiheit Gottes, die ihn zu unvoreingenommenem und offenem Denken, Reden und Handeln allem gegenüber befähigt. In seinen Briefen und Liedern zum Kolosserbrief schildert Johann Michael Hahn seine erste Erleuchtung: »Zum ersten Mal hielt die Erleuchtung bei drei Stunden an, und da sie einige Zeit hernach wieder kam, dauerte es bei sieben Wochen fast ununterbrochen und so kam es hernach oft wieder. Hieraus ist nun klar, daß ich Gott gefunden und daß meine Fragen beantwortet wurden; denn ich sahe in die innerste Geburt und allen Dingen in's Herz, und mir war, als wäre auf einmal die Erde zum Himmel geworden und als ob ich die Allenthalbenheit Gottes schauete: mein Herz war gleich der ausgedehnten Ewigkeit, darinnen sich Gott offenbart. Und da ich vorher an den wichtigsten Schriftstellen am meisten Vergnügen fand, und die auch am meisten Gedanken und Verlangen nach Gott erweckten, ward ich auch über dieselben am allergründlichsten erleuchtet und belehrt. Daher rührt es auch, daß ich so gerne von den tiefsten Gotteswahrheiten schreibe, denn meine Seele lebt je länger je mehr darinnen.«[56]
Deutlich geht aus diesem Abschnitt hervor, daß die Gotteserfahrung mit dem Studium der Bibel zusammenhängt. Der Angelpunkt, in dem sich das Erleuchtungserlebnis bei Hahn vollzog, war seiner Ansicht nach die vorlaufende Gnade Gottes. Er äußert sich dazu im selben Abschnitt: »Früher habe ich also an meinen Schöpfer gedacht, weil Er noch früher an mich dachte, und mich zog und lockte, suchte und endlich fand. Denn seine vorlaufende Gnade arbeitete so merklich und kräftig an mir, als ob sie nur mit mir allein zu thun hätte; ich wurde überredet und folgte endlich schwach, und o, wie oft habe ich indessen gedacht: Ach, daß ich früher und auch treulicher gefolgt hätte! Was würde die Gnade zu ihrem Lob aus dir gemacht haben! Ganz ist es ihr mit dir nicht gelungen, obgleich auch nicht ganz mißrathen!«[57] Diese Erleuchtung ist zusammenzusehen mit der Einwohnung Jesu Christi, in dem Gottes Gnade Gestalt ge-

wonnen hat und dem Menschen vermittelbar ist: »Jesu Lust ist, in den Seelen zu thronen, Seelen sind ihm ein geheiligter Quell! Er mag dem Glauben das Herz bewohnen. Was da ist ein Centrum von ihr, der Seele, von dort wird er seine Lichtskraft ergießen und in das Centrum des Hirnes einfließen. Wenn die Tinkturkraft aus Herz und Hirn steiget, und also Leben und Lichtskraft verlangt, so ist ihr Jesus Geist alsbald geneiget, weil er der reinen Herzliebe anhangt. Hier ist das heiligste Gottesergießen, weilen die Geister zusammen nun fließen. I. 284.2.3.«[58]

Die Gerechtigkeit Gottes wird dem Menschen durch Christus zuteil, der für die Menschen gestorben ist und von Gott am dritten Tag von den Toten auferweckt wurde zum Heil der Menschen. Die Übermittlung dieser Heilsgnade geschieht über den Geist: »Diese Gerechtigkeit schwebt aus Gott über dem Glauben; wird die Seelentinktur in Lichtlust herausgereizt und in die rechte Stellung gebracht, so überschwebt und überschattet der heilige Geist, der göttlichmenschliche Geist Jesu Christi den Seelengrund, wie er Mariam überschattete, so daß sie den Geiststoff, Geist, den Lichtstoff, Licht, den Lebensstoff, Leben, den Gerechtigkeitsstoff, lebendige Erb- und Glaubens-Gerechtigkeit empfähet. III. Phil. 76 f.«[59]

Johann Michael Hahn weiß um das Bleiben in der Gnade Gottes – seine Beschreibung kann dabei direkt auf Samadhi in christlichem Sinn angewandt werden: »Friede mit Gott durch Christum ist Glaubensgerechtigkeit und Friede in Gott mit Christo ist bei und in der Lebensgerechtigkeit. Wer einmal den Frieden mit Gott, der im Licht ist, hat, der hat mit Sünde und Finsterniß Krieg. Wer aber wider seinen Willen oft auch geschlagen wird, verliert doch den Frieden mit Gott nicht. Wer aber mit der Sünde einverstanden ist und sie als Finsterniß liebt, der verliert auch den Frieden mit Gott. Hingegen wer getreulich gegen die Finsterniß streitet und sie auch durch Gnade besiegt, der hat auch sogar Friede in Gott. Darum wie das Leben der Gnade herrschendes Leben wird, ist auch Gnade und Friede verbunden im Herzen. III. Eph. 65.«[60]

Das fleckenlose Bleiben in Christus läßt auch den Frieden Gottes und seine Lebensgerechtigkeit beim Glaubenden verweilen. Entscheidend ist hier – wie auch bei allen vorherigen Stufen eines christlichen Yoga – die Feststellung, daß der höchste, glückseligste Zustand des Menschen von Gott und seiner in Jesus Christus geoffenbarten Gnade geschenkt wird und nicht aus der Seele des Menschen heraus entwikkelt werden kann. Diese Tatsache muß gesehen und festgehalten werden, wenn wir tiefer in die Zentralschau von Johann Michael Hahn eindringen wollen.
In einem Schreiben an einen Gelehrten (XII, I. 574 ff.) berichtet Johann Michael Hahn von seiner Zentralschau: »Denn es war lange finster auf der Tiefe, nämlich auf dem Chaos meiner qualvollen Herzens-Confusion, bis göttliche Bewegung es durch das Wort Galgal wendete und das Licht aus der Finsterniß hervorbrachte, und einen lichthellen geborenen Schein in die Centralkräfte meiner Seele gab. In dieser Erleuchtung, die mir das erste Mal gar etwas Neues und Fremdes war, glaubte ich dann freilich aus dem Tod in's Leben, aus der Hölle in das Paradies Gottes versetzt zu seyn, und weil mir dann in dieser anhaltenden centralischen Schau und tiefen Eröffnung der innersten Sinnen alle möglichen Fragen von Gott, von Christo, vom Geiste Gottes, nämlich wie, wo und was der dreieinige Gott sei, und wie Alles von Ihm herkomme und in Ihm bestehe und durch Ihn wiederbracht werde, von seinem Plan und Vorsatz und dergleichen Mysterien auf Einmal beantwortet wurden, so daß alle vorher gehabte Zweifel verschwanden, so war ich in der That centralisch erleuchtet, und weil dieß gar zu unmittelbar geschah (denn ich war mit nichts dergleichen im Geringsten bekannt), so kann ich mit Recht dieß eine unmittelbare Erkenntniß Gottes nennen; denn sie geschahe durch den Geist des HErrn, und was durch den Geist unmittelbar geschieht, das ist gegeben von Gott.«[61]
Johann Michael Hahn erlebte die Zentralschau unvermittelt und mehr oder weniger unvorbereitet. Bemerkenswert ist seine Erwähnung des dreieinigen Gottes und der Wiederbringung aller Dinge mit dem Analogieschluß: alles kommt

vom dreieinigen Gott, besteht in ihm und wird durch ihn wiedergebracht. Im selben Schreiben spricht Johann Michael Hahn vom Rad des Lebens – einem Bild, das häufig in der indischen Literatur anzutreffen ist. Es fällt auch auf, daß er seine Erlebnisse in wachem Zustand erfahren hat:
»Niemal habe ich den HErrn oder einen seiner Gottesgesandten oder deß Etwas persönlich gesehen oder gesprochen; auch war ich nie entzückt, daß ich so Etwas gesehen oder gesprochen hätte; auch hatte ich nie ein solch Gesichte, oder Traum-Vision, oder Offenbarung, sondern was ich erkenne und weiß, ist mir auf obgedachte Weise mitgetheilt worden, nicht schlafend, sondern wach, nicht entzückt, sondern im Leibe gegenwärtig, wissend, wo ich gewesen, also blos centralisch und von innen heraus erleuchtet, daß gleichsam aus der schwarz-dicken, mitternächtigen Wolke meiner verdorbenen Menschennatur von innen zuerst ein elektrisches Feuerlicht zu sehen war, und in demselben eine Geburtsquelle, ein vierfaches Rad, da das Eine von diesem nicht anders erschien, als wenn es aus vier Lebdingen bestünde. In diesem wunderbaren Rade erblickte ich das Original der Menschheit und also die Herrlichkeit des HErrn, und noch tiefer die Kräfte der Aktion und Reaktion. Hier erkannte ich also den Ursprung und Anfang aller Kreatur, und aus dem Centro, darein mein Geist versetzt war, sahe ich die auseinander sich wendenden und sich entwickelnden Schöpfungsstufen und Abstufungen aller Welten und Geschöpfgattungen, und also auch die Schöpfungsleiter der himmlischen und irdischen Menschheit Jesu, als die untere und obere Kreissprosse, und was dergleichen wichtige Dinge noch mehr seyn mögen.«[62]
Was Johann Michael Hahn in seiner Zentralschau gesehen hat, ist nicht mit dem zu vereinen, was zum Beispiel Vivekananda über diesen Zustand des Menschen schreibt. Während Hahn trotz mancher Grenzformulierungen strikt daran festhält, daß Gott der Urheber der Erleuchtung – des Samadhi – ist und dies von Jesus Christus und dem heiligen Geist her begründet, geht Vivekananda vom Menschen aus, indem er ihn als letzte Quelle und Ursache des Samadhi

deutet: »Samadhi ist das Eigentum jedes Menschen, ja, jedes Tieres. Vom niedersten Tier bis zum höchsten Engel wird jeder, früher oder später, diesen Zustand erreichen müssen. Dann, und erst dann, wird die wahre Religion für ihn beginnen. Bis dahin ringen wir nur um die Erreichung dieser Stufe.«[63]
Als das Höchste der Ethik sieht Vivekananda die Selbstlosigkeit an. Diese ist bei keinem Tier, sondern nur beim Menschen vorhanden. Sie ist weder vom Instinkt noch vom Verstand her zu begreifen. Entgegen vieler großer Lehrer, die von sich behaupten, ihre Wahrheit aus dem Jenseits empfangen zu haben, stellt der, der sich im Yoga auskennt, fest, daß jene zwar ihr Wissen aus einem Bereich jenseits aller Beweisführung empfangen hätten, aber dieses Wissen letztlich ihrem eigenen Inneren entstammte. Von dieser Feststellung aus fällt es Vivekananda nicht schwer, weitere logische Folgerungen daraus abzuleiten. Unbestritten ist, daß der Denksubstanz eine höhere Dimension als dem Verstand zu eigen ist. Sobald die Denksubstanz den höheren Zustand, der die Vernunft übersteigt, erreicht hat, wird ihm metaphysische und transzendentale Erkenntnis zuteil. Dieser Zustand kann zufällig, augenblicklich oder nach langer und intensiver Übung erreicht werden. Grundlage, Prüfstein und Leiterin ist die Vernunft: »Die Vernunft müssen wir zur Grundlage nehmen, wir müssen der Vernunft folgen soweit sie führt, und wenn die Vernunft irrt, wird die Vernunft selber den Weg zur höchsten Ebene weisen.«[64]
Vivekananda erhebt hiermit die Vernunft zur letztgültigen Instanz. Wie aber kann die Vernunft eine Daseinsform anstoßen, erhalten und kontrollieren, wenn diese Daseinsform als jenseits der Vernunft definiert wird? Ähnlich wie Vivekananda schließt Hauer durch einen religionsgeschichtlichen Vergleich von der Erfahrung der hinduistischen Yogis auf die christlichen Mystiker und setzt sie letztlich in eins. Dabei bleibt die geschichtliche Offenbarungs- und Bekenntnisaussage des Neuen Testaments unberücksichtigt. Jesus Christus wurde von Gott, dem Vater, am dritten Tag von den Toten auferweckt. Das in Christus be-

gründete Heil erfährt damit eine andere Dimension, eine Aussagekraft, die alle weiteren Aussagen bestimmt. Zu Recht führt Hauer Jakob Böhme an und zitiert ihn: »Als sich aber in solcher Trübsal mein Geist . . . ernstlich in Gott erhob als mit einem großen Sturme . . ., so brach der Geist durch. . . . Was aber für ein Triumphieren im Geiste gewesen, kann ich nicht schreiben und reden; es läßt sich auch mit nichts vergleichen als nur mit dem, wo mitten im Tode das Leben geboren wird, und vergleicht sich der Auferstehung von den Toten. In diesem Lichte hat mein Geist alsbald durch alles gesehen, und an allen Kreaturen . . . Gott erkannt, wer der sei und wie der sei, und was sein Wille sei: auch so ist alsobald in diesem Lichte mein Wille gewachsen mit großem Trieb, das Wesen Gottes zu beschreiben.«[65]

Jakob Böhme geht nicht von einem Wesenskern aus, der letztlich mit dem eigenen Wesenskern identisch ist, sondern der vom auferstandenen Christus Anfang, Mitte und Ziel bekommen hat. Auch Johann Michael Hahn weiß vom Erlebnis der Ewigkeit Gottes zu berichten: ». . . denn ich sahe in die innerste Geburt, und allen Dingen ins Herz, und mir war als wäre auf einmal die Erde zum Himmel geworden, und als ob ich die Allenthalbenheit Gottes schaute, mein Herz war gleich der ausgedehnten Ewigkeit, darinnen sich Gott offenbart.«[66]

Die mystische Begegnung in der Orthodoxen Kirche findet vor allem in der Ikone statt. Die Ikone ist biblisch begründet und hat ihren Ursprung in der Schöpfung des Menschen nach dem Bild Gottes (Gen. 1,27). Diese Gottebenbildlichkeit wird auf die Verbindung des Göttlichen und Menschlichen in Christus gedeutet: »Er ist das Ebenbild des unsichtbaren Gottes.« (Kol. 1,15, vgl. 2. Kor. 4,4). Der unsichtbare Gott wird im menschgewordenen Logos geschaut: »Wer mich sieht, der sieht den Vater!« (Joh. 14,9). Daraus hat die Ikone ihre Bestimmung: »Die Ikone mit ihrer flächenhaften, zweidimensionalen Gestalt ist eine Art Fenster zwischen dem Sichtbaren und dem Unsichtbaren, zwischen der himmlischen und der irdischen Wirklichkeit, ein ständiger

Hinweis auf das Urbild, das im Bild, dem zweiten, sichtbaren Exemplar des Originals, geschaut wird.«[67]
In der Verehrung der Ikone erfährt der Gläubige die Gegenwart der himmlischen Welt: »Die Bilderverehrer, die in den Ikonen die geistige Gegenwart der himmlischen Welt erblicken, verehren nicht die Ikonen selbst, sondern die in den Ikonen abgebildeten Personen, und deshalb können sie bei einer mystischen Begegnung mit ihnen die Worte des großen Ikonenverteidigers Johannes Damaskenos sagen: ›Ich habe das menschliche Bild Gottes gesehen, und meine Seele ward gerettet.‹«[68]
Durch die Verbindung von göttlicher und menschlicher Natur hat der menschgewordene Logos die Teilhabe des Menschen am göttlichen Leben ermöglicht. Es geht darum, »die Entelechie des tugendhaften menschlichen Daseins, die Einigung mit Gott, gegenüber der schmerz- und leidensvollen irdischen Existenz als Trost und evangelische Hoffnung herauszustellen.«[69]
Die Vergöttlichung des Menschen ist weder magischer noch pantheistischer Art, sondern ein ethischer Vorgang, der von der Gnade Gottes und der freien Mitwirkung des Menschen getragen wird. »Sie bedeutet die gnadenhafte Selbstverwirklichung des nach dem Bild und Gleichnis Gottes geschaffenen Menschen, der vergöttlicht keine ontologische Veränderung erfährt, kein naturgemäßer Gott wird, sondern Mensch in seiner Vollendung, der in der Vervollkommnung seiner Gottähnlichkeit dem Original, unbeschadet seiner absoluten Transzendenz, ›gleich‹ wird.«[70]
Von dieser Feststellung aus ist der Weg zu den Hesychasten, wie schon oben gezeigt, nicht weit, in der grundlegenden Abhandlung über die Methode des heiligen Gebets und Aufmerkens, verfaßt von Symeon dem Neuen Theologen oder Nikephoros, wird Weg und Ziel der yogaähnlichen Übungen dieser orthodoxen Mönche deutlich: »Nun setze dich in einer ruhigen Zelle nieder, abseits in einer Ecke, und befleißige dich zu tun, was ich sage: Schließe die Tür, erhebe deinen Geist über jeden eitlen oder vergänglichen Gegenstand. Dann drücke den Bart auf die Brust und richte

das Auge des Körpers zugleich mit deinem ganzen Geist auf die Mitte deines Bauchs, also auf deinen Nabel, drücke die Einatmung der Luft, welche durch die Nase geht, zusammen, so daß du nicht leicht atmen kannst, und durchforsche geistigerweise das Innere deiner Eingeweide in der Suche nach dem Ort des Herzens, wo alle Kräfte der Seele gern und häufig hinkommen. Am Anfang wirst du Finsternis vorfinden und eine hartnäckige Undurchsichtigkeit, doch wenn du ausdauernd bist, wenn du Nacht und Tag diese Übung ausführst, wirst du, o Wunder! eine grenzenlose Glückseligkeit finden.«[71]

Das Ergebnis der hesychastischen Übung ist die Glückseligkeit, der Samadhi. Dabei ist wiederum auf den Unterschied zum hinduistischen oder auch buddhistischen Yoga zu achten. Ausgangspunkt der Hesychasten ist das Jesus-Gebet: »Herr Jesus Christus, Sohn Gottes, habe Erbarmen mit uns!« Damit bleibt die menschliche Übung auf Christus ausgerichtet, ja, erfährt von der Gnade Jesu Christi her Impuls, Fortgang und Ziel. Mit ihren Übungen stehen die Hesychasten dem Yoga sehr nahe, mit ihrem Glauben bleiben sie auf Jesus Christus bezogen und sehen in ihm die Quelle allen Glaubens.

Auf übertragene Weise vollzieht sich hier das, was Wunderli über den Samadhi schreibt: »Wem in Samadhi das andere Ufer zu diesem Ufer geworden ist, wer dann die ewige Gegenwart nicht in einer unbestimmten, ja unerreichbaren Ferne erlebt hat, sondern im Jetzt und Da, ist nicht mehr derselbe Mensch wie zuvor. Das Eigensüchtig-Beschränkte in ihm ist gestorben; dafür hat ihn das Ewige, Unbedingte und Grenzenlose ergriffen: ein solcher Mensch ist im Geiste neugeboren. Vielleicht stellt dieses Charakteristikum auch einen einzigen Beweis dafür dar, daß ein Samadhi-Zustand echt war. Nur ganz von Gott erfüllte, selbstlose, heilige Menschen haben wirklich Samadhi erfahren.«[72]

Obwohl Johannes Cassian in den Gesprächen mit seinem Freund Germanus vom mönchischen Leben her argumentiert, haben seine Worte weit darüber hinaus Bedeutung. Denn er sieht das ›Joch Christi‹ in der Freude der Auferste-

hung Jesu Christi und kann deshalb ›bei allem frohlocken‹:
»Germanus: Wir bitten dich, uns noch das Wort des Evangeliums zu erklären: ›Mein Joch ist sanft und meine Bürde leicht‹ (Mt 11,30). Widerspricht das nicht dem, was der Prophet sagt: ›Um der Worte deines Mundes wegen blieb ich auf harten Wegen‹ (Ps 16,4)? Was als hart erklärt wird, kann doch nicht sanft sein.
Abbas Abraham: Wie vollkommen wahr dieses Wort unseres Herrn und Heilandes ist, werden wir erkennen, wenn wir die Probe aufs Exempel machen – dann nämlich, wenn wir den Weg der Vollkommenheit tatsächlich gehen und zwar genau so, wie Christus es will: wenn wir also unsere Begierden abtöten und unsere verkehrten Willensstrebungen herausschneiden, wenn wir nichts von dieser Welt festhalten, was dem Dämon Angriffsflächen bieten könnte, und wenn wir vor allem nicht unser eigener Herr sein wollen, sondern das Wort des Apostels erfüllen: ›Ich lebe, jedoch nicht ich, Christus lebt in mir‹ (Gal 2,20).
Was könnte schwer sein, was hart, wenn einer Christi Joch mit ganzer Seele auf sich genommen hat und unverwandt das Leiden Christi vor Augen hat? Er kann bei allem frohlocken, was immer man ihm antun und zufügen mag, und wie der Apostel sagen: ›Darum gefalle ich mir in allen Schwächen, Widrigkeiten, Nöten, Verfolgungen, Ängsten um Christi willen: denn wenn ich schwach bin, dann bin ich stark‹ (2 Kor 12,10).«[73]
In seinem Denken kam es bei Johann Michael Hahn nicht zu einer Verengung auf die Werkgerechtigkeit hin, sondern vielmehr öffnete sich sein Blick weit auf das Künftige:
»Alle Creaturen werden lauter in die allerreinste Gottesnatur verklärte, mit der Gottheit erfüllte Substanzen seyn in unzerstörlicher Geistleiblichkeit, und Nichts wird in sein erstes Nichtsseyn zurückkehren können; denn sonst müßte der in seiner ganzen Geschöpflichkeit geoffenbarte Gott auch wieder der ungeoffenbarte Gott werden. Das aber kann nicht seyn. Gott wird in seinen geoffenbarten Eigenschaften offenbar bleiben; er wird in allen seinen aus sich, durch sich und zu sich selbst geoffenbarten Geschöpfen, die

alsdann alle wieder mit ihm, dem ewigen Liebelicht, vereinigt sind, nur sich selber sehen und hören, schmecken und riechen, und im ganzen großen Leib seiner geoffenbarten Creatur sich selber fühlen, weil er alsdann das Haupt und die ganze Creatur der Leib und nur er allein Alles selber seyn und heißen wird, wie er von Ewigkeit in Offenbarung seiner Eigenschaften Alles war.«[74]

Dabei bezieht Johann Michael Hahn alles auf den dreieinigen Gott, der sich in Jesus Christus dieser Welt in einmaliger Weise geoffenbart hat, also auch zu einem einmaligen Ziel hinführt:

»Das ist gewiß, der Anfang und das Ende, die Dreiheit mit und in der Einheit der Gottmenschheit wird endlich in Allen gleich dargestellt seyn; das A und das O war als das große Leben in Allen und wird auch in Allen Anfang und Ende und in Allen Gottmensch Jesus Christus seyn, männlich und weiblich; Gott und Christus wird aus Allen herausleuchten. Und so wird Christus in Allen seyn mit Gott, als der Dreiheit, als dessen Herrlichkeit und Einheit und wird also Christus das Leidende in Allen seyn, darin Gott wirket; und so wird Christus auch seinen Vorzug behalten in Allen. Alles wird Gott in Allen seyn, aber in und mit Christo; das muß man bedenken, denn darauf war's im A und O angesehen vor dem Anfang aller Dinge. IX. I 773.«[75]

Für die christliche Mystik und für den christlichen Yoga wie für die ganze Kirche ist und bleibt die Geschichtlichkeit und die Einmaligkeit des erlösenden Christusgeschehens das zentrale Heilsereignis.

Anmerkungen zu

CHRISTLICHE BEGRÜNDUNG EINER INDISCHEN MEDITATIONSWEISE

1. J. W. Hauer, Der Yoga, 3. Auflage, Südergellersen 1983, S. 239.
2. Gertrude und Thomas Sartory, Johannes Cassian, Spannkraft der Seele, Einweisung in das christliche Leben I, Freiburg 1981 = Herderbücherei 839, S. 36.
3. Ebd., S. 106f.

4. Martin Nicol, Meditation bei Luther, Göttingen 1984, S. 15.
5. Ebd., S. 17.
6. Sartory, Cassian I, S. 37.
7. Ebd., S. 37f.
8. Nicol, S. 45.
9. Ebd., S. 46.
10. Vgl. Nicol, S. 52.
11. Martin Luther, Ausgewählte Werke, Band IV, Stuttgart 1933, S. 158f.
12. Vgl. Ex. 17,1–7.
13. Nicol, S. 49.
14. Ebd., S. 126.
15. Ebd., S. 105.
16. Vgl. Paul Johannes Müller, Byzantinische Ikonen, Genf 1978, Tafel 32.
17. Anastasios Kallis, Orthodoxie, Mainz 1979, S. 41f.
18. Vgl. Hans Freiherr von Campenhausen, Griechische Kirchenväter, 3. Auflage, Stuttgart 1961 = Urban Bücher 14, S. 74f.
19. Ekkart Sauser, So nahe steht uns die Ostkirche, Frankfurt am Main 1980, S. 106.
20. Paul Huber, Athos, 3. Auflage, Zürich und Freiburg 1982, S. 38.
21. Vgl. ebd., S. 38.
22. Emmanuel Jungclaussen, Aufrichtige Erzählungen eines russischen Pilgers, Freiburg 1984, S. 10.
23. Ebd., S. 10f.
24. Ebd., S. 11.
25. Ebd., S. 11.
26. Ebd., S. 11f.
27. Wiener Kirchenzeitung, 136. Jg./Nr. 32, 12.8.1984, S. 1.
28. Nach Hauer, S. 95.
29. Ebd., S. 98.
30. Ebd., S. 130.
31. Paul Thieme, Upanischaden, Stuttgart 1966 = Reclam Universal-Bibliothek Nr. 8723, S. 79f.
32. Albrecht Frenz und P. Nagarajan, Das Tiruvasagam von Manikkavasagar, Karaikudi 1977, S. 172.
33. Vgl. Gerhard Oberhammer, Strukturen yogischer Meditation, Wien 1977, S. 161f.
34. Erika Lorenz, Francisco de Osuna, Versenkung, Freiburg 1982 = Herderbücherei 938, S. 24f.
35. Sartory, Cassian I, S. 47f.
36. Walter Nigg, Heimliche Weisheit, Zürich 1959, S. 343f.
37. Ebd., S. 397, vgl. unten Anm. 62.
38. W. F. Stroh, Die Lehre des württembergischen Theosophen Johann Michael Hahn, 4. Auflage, Stuttgart 1965, S. 309f.
39. Ebd., S. 303.

40. Ebd., S. 304f.
41. Ebd., S. 305.
42. Jürg Wunderli, Yoga und Meditation, in: Udo Reiter (Hg.), Meditation, Wege zum Selbst, München 1976, S. 36.
43. Wieland Schmid, Christ und Yoga, Stuttgart 1975, S. 57f.
44. Jean-Marie Déchanet, Yoga hilft Christen, Wien 1975, S. 29f.
45. Ebd., S. 27.
46. Ebd., S. 30.
47. Nach Déchanet, S. 129.
48. C. S. Sundaresan, Christlicher Yoga, eine Erklärung, Ulm 1981, S. 15–18.
49. Sartory, Cassian I, S. 25.
50. Ebd., S. 47.
51. Ebd., S. 40.
52. Vgl. Hartmut Weiss, Yoga-Meditation, Düsseldorf/Wien 1978, S. 43ff.
53. Sundaresan, S. 18–20.

Anmerkungen zu

DER ACHTGLIEDRIGE YOGA ALS CHRISTLICHER YOGA

1. Vgl. Oberhammer, S. 210.
2. Nach Robin Boyd, Indian Christian Theology, Madras 1975, S. 104. Dieses Gleichnis stammt aus der Chandogya-Upanischad (6,13,1–3 – nach Thieme, S. 53): »›Lege dieses Salz in Wasser. Dann setz dich morgen früh zu meinen Füßen (zur Belehrung).‹ Das tat er so. Da sprach er zu ihm: ›Das Salz, das du gestern abend ins Wasser gelegt hast, mein Guter, das bring her!‹ Da fühlte er danach und fand es nicht. Wie versteckt, so (war es). ›Mein Guter, schlürfe vom Rand dieses Wassers! Wie ist es?‹ – ›Salzig.‹ – ›Schlürfe von der Mitte! Wie ist es?‹ – ›Salzig.‹ – ›Schlürfe vom anderen Rand! Wie ist es?‹ – ›Salzig.‹ – ›Iß etwas darauf. Dann setz dich wieder zu meinen Füßen!‹ Das tat er so mit den Worten: ›Dieses Salzige kommt immer wieder.‹ Da sprach er zu ihm: ›Wahrlich, was tatsächlich in diesem Wasser ist, mein Lieber, kannst du nicht greifen: tatsächlich ist es doch darin.‹ ›Was diese Winzigkeit ist, das ist das Selbst dieses Universums. Das ist die Wahrheit. Das ist das (individuelle) Selbst. Das bist du, Shvetaketu!‹«
3. Ebd., S. 104.
4. Friedrich Heiler, Sâdhu Sundar Singh, München 1924, S. 191.
5. Ebd., S. 191f.
6. Gerhard Wehr, Jakob Böhme, Die Morgenröte bricht an, Freiburg 1983 = Herderbücherei 1077, S. 23.

7. Ebd., S. 22.
8. Mircea Eliade, Yoga, Zürich 1977, S. 57.
9. Lorenz, S. 11.
10. Fritz Kraus, Mahatma Gandhis Autobiographie, Freiburg/München 1960, S. 194.
11. Theos Bernard, Hatha Yoga, Stuttgart 1957, S. 118.
12. Stroh, S. 331f.
13. Ebd., S. 27.
14. Ebd., S. 28f.
15. Evangelisches Kirchengesangbuch, 30. Auflage, Stuttgart 1981, Nr. 128,1.8.
16. Michaëlle, Beten mit Körper, Seele und Geist, Mainz 1979, S. 119f.
17. Hauer, S. 248f.
18. Sophy Hoare, Yoga, Ravensburg 1980 = Ravensburger Freizeit-Taschenbücher 40, S. 51.54.
19. Werner Vogel – Marlies Dorschner, Yoga mit Heilwirkungen, 4. Auflage, St. Georgen/Schwarzwald 1984, S. 14f.
20. Michaëlle, S. 43.
21. Nach Eliade, S. 63f.
22. Hauer, S. 317.
23. Ebd., S. 317f.
24. Ebd., S. 318.
25. Eliade, S. 66.
26. Vogel – Dorschner, S. 13.
27. Vgl. oben ›Yoga, Meditation, Kontemplation‹.
28. Michaëlle, S. 64f.
29. Ebd., S. 118.
30. Vgl. oben ›Das Ostergeschehen und die Orthodoxe Kirche‹.
31. Eliade, S. 72.
32. Ebd., S. 72f.
33. Sundaresan, S. 21f.
34. Eliade, S. 78.
35. Sundaresan, S. 22.
36. Vgl. Weiss, S. 64f.
37. Stroh, S. 85.
38. Hauer, S. 250.
39. Josef Quint, Meister Eckehart, Deutsche Predigten und Traktate, München 1979 = Diogenes Taschenbuch 202, S. 25.
40. Ebd., S. 36f.
41. Ebd., S. 37.
42. Ebd., S. 38.
43. Friedrich Heer, Meister Eckhart, Predigten und Schriften, Frankfurt am Main/Hamburg 1956 = Fischer Bücherei 124, S. 202f.
44. Hauer, S. 319.
45. Weiss, S. 15.

46. Wunderli, S. 42f.
47. Weiss, S. 109.
48. Quint, S. 333.
49. Hauer, S. 324.
50. Vgl. Eliade, S. 80.
51. Stroh, s. 100f.
52. Ebd., S. 104.
53. Evangelisches Kirchengesangbuch, Nr. 564.
54. Hauer, S. 340f.
55. Swami Vivekananda, Raja-Yoga, herausgegeben von E.v.Pelet, Freiburg 1937, S. 85f.
56. Stroh, S. 13.
57. Ebd., S. 13.
58. Ebd., S. 308.
59. Ebd., S. 312.
60. Ebd., S. 317.
61. Ebd., S. 14.
62. Ebd., S. 16.
63. Vivekananda, S. 97.
64. Ebd., S. 92.
65. Hauer, S. 356.
66. Ebd., S. 356.
67. Kallis, S. 77f.
68. Kallis, S. 79; vgl. oben ›Das Ostergeschehen und die Orthodoxe Kirche‹.
69. Kallis, S. 80.
70. Ebd., S. 82.
71. Eliade, S. 74; vgl. oben ›Pranayama‹, Anm. 32.
72. Wunderli, S. 49f.
73. Gertrude und Thomas Sartory, Johannes Cassian, Ruhe der Seele, Einweisung in das christliche Leben III, Freiburg 1984 = Herderbücherei 1032, S. 167.
74. Stroh, S. 581.
75. Ebd., S. 581.